südwest

Lachyoga

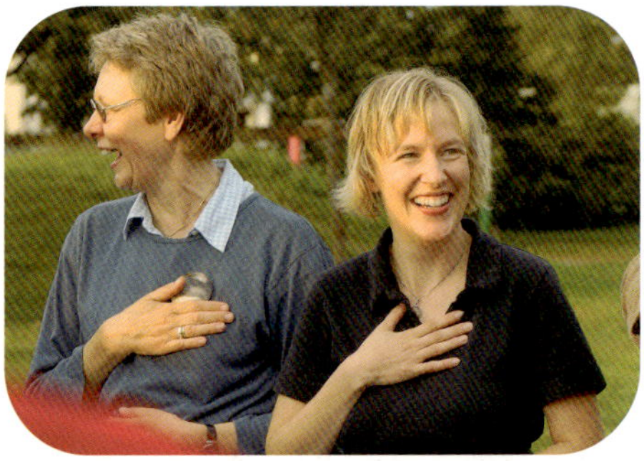

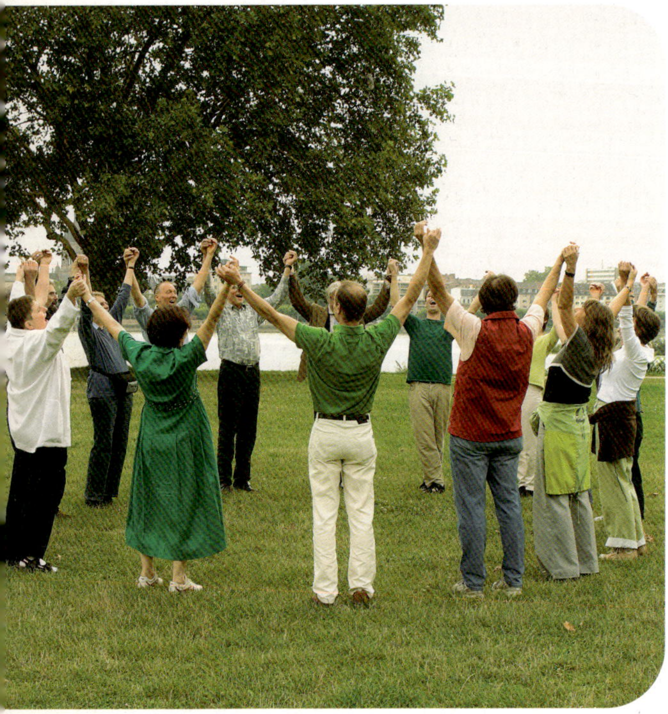

Gudula Steiner-Junker

Lachyoga

Lachen ist gesund
und Glück ist trainierbar

Inhalt

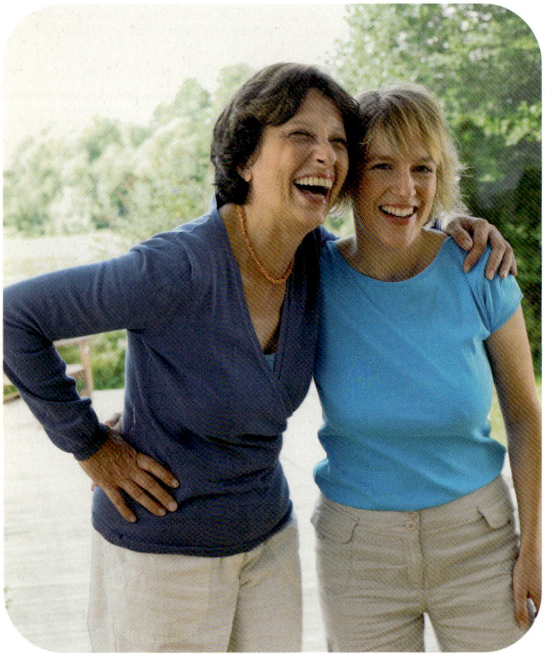

Nähe und Vertrautheit entwickeln sich auf dem Weg des Lachyoga. Lachyoga – das ist …

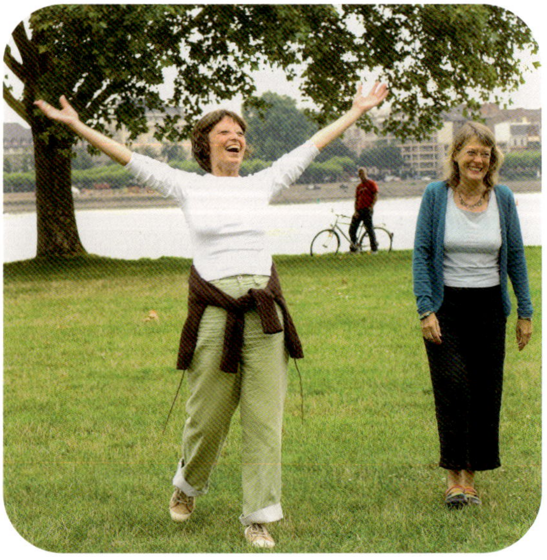

… das »JA« zum Leben in all seinen Facetten …

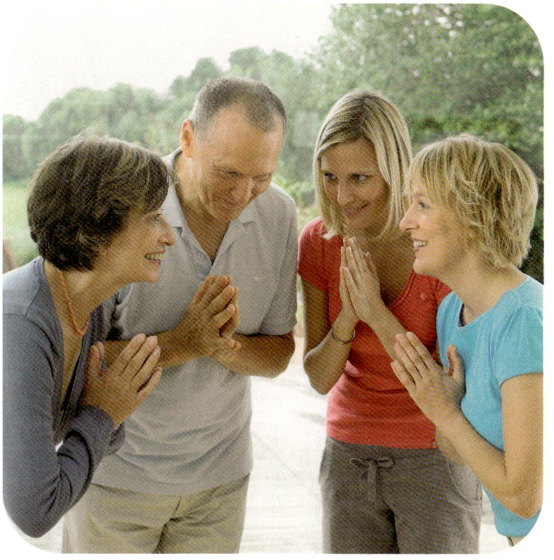

... eine stille Verneigung ...

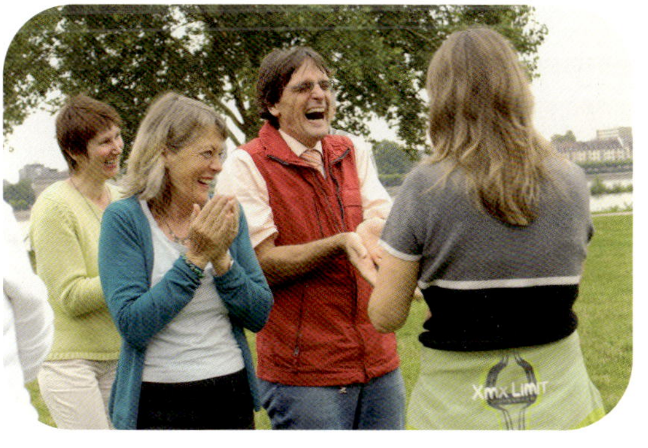

... sowie Ausgelassenheit und Spielfreude!

Vorwort

Dieses Buch verdankt seine Entstehung zu einem großen Teil all den Menschen, die mich in den vergangenen acht Jahren auf meinem Weg des Lachyoga mit ihrer Freude, ihrem Humor, ihrer Geduld und ihrem Lachen begleitet und mit ihren Anregungen inspiriert haben. Diesen Menschen sei dieses Buch in Dankbarkeit gewidmet.

»Lachen öffnet die Sinne für den Gesang der Dinge« – mit dieser poetischen Formulierung lade ich Sie ein zum sinnlichen Abenteuer der Entdeckung einer heilsamen Kraft.

Das Lachen ist eine heilsame und zugleich auch subversive Kraft. Der heilsame Aspekt des Lachens ist eine Kraft, die auf ganz natürliche Weise der Gesundheit dient. Die subversive Kraft des Lachens entlarvt die Einseitigkeit unseres Denkens, Fühlens und Handelns. Das Lachen ist die einzige Macht dieser Welt, die sich niemals anderen Machtinteressen unterordnet: Wenn jemand glaubt, er hätte es geschafft, das Lachen einzufangen, lacht es schon wieder in aller Freiheit ganz woanders.

Diese Art der Freiheit findet sich auch im Yoga, ja mehr noch: Diese jahrtausendealte Tradition kann sogar als Weg der Freiheit und der Befreiung bezeichnet werden. Yoga transportiert den Geist der und das Wissen um die Freiheit, das jeder Mensch in sich trägt – auch wenn die Namen, Wörter und Begriffe für dieses Wissen ganz unterschiedlich sein mögen.

Es gibt eine Kraft, die es uns erlaubt, Körper, Geist und Seele ganzheitlich, also als Einheit zu erfahren. Das Wesen dieser Kraft verbindet uns mit dem, was über unsere bloße irdische Existenz hinausweist. Lachyoga ist wie der Blick des weisen Narren in den Spiegel: Der Blick reflektiert das komisch-kosmische Wesen der Welt und erinnert uns an die ursprüngliche Weisheit.

Mögen die Anregungen, Ideen und Hinweise, das Wissen, das Sie in diesem Buch finden, dazu beitragen, Ihre Sinne für den Klang des Lachens, den Geschmack der Freude, den Geruch der Natur, das Gefühl des Lächelns und den Blick der Liebe zu öffnen. Möge der Humor Ihren heiteren Sinn entfalten!

Gudula Steiner-Junker

Leiterin des Yoga Lachzentrum Deutschland
Ärztin für die Heilkunst des Lachens und des Humors
Seminarleiterin für den humorvoll ganzheitlichen Weg des Lachyoga

Lachen ist Bewegung

Ein Zen-Mönch zog einmal von Ort zu Ort, stellte sich mitten auf den Marktplatz und lachte. Wenn ihn jemand fragte, warum er denn lache, lachte er als Antwort.
Diese Antwort – das Lachen durch Lachen zu erklären – ist sehr weise, denn alle Versuche, das Lachen durch etwas anderes als das Lachen selbst zu erläutern, gleichen den Versuchen, ein Gemälde, ein Gedicht, ein Musikstück, die Natur, das Universum oder die Liebe zu erklären. Die Erklärungsmodelle bewegen sich auf einer anderen Ebene als das, was sie zu erklären versuchen.
Die Gründe für das Lachen sind sehr vielfältig. Je nach Forschungsgebiet finden Verhaltensforscher, Psychologen, Naturwissenschaftler, Philosophen, Anthropologen, Anthroposophen und Künstler immer andere Erklärungen, die sich teils widersprechen, teils ergänzen. Doch sicher ist, dass das Lachen jedem Menschen als Ausdruck der Freude bereits in die Wiege gelegt wird. Lachen muss nicht erlernt werden, es steckt an und begleitet uns ebenso wie der Atem – ein Leben lang.

Denkst du noch oder lachst du schon?

Lachen – eine Therapie?

Als Phänomen wurden das Lachen und der Humor (denn beide sind untrennbar miteinander verbunden) Mitte der 1950er Jahre durch die berühmte Palo-Alto-Forschergruppe um Gregory Batson, Paul Watzlawik und William Fry zum Gegenstand wissenschaftlicher Forschung. Die Forschungsergebnisse wurden seither immer detaillierter und vielfältiger, dabei rückte allerdings das Lachen zu Lasten des Humors einseitig in den Vordergrund.
Lachen lässt sich physiologisch messen und analysieren, der Humor nicht, und dies führte in der Folge in den letzten Jahren zu Lachtherapien und Lachtrainings, die sich fast ausschließlich auf wissenschaftliche Begründungen stützen. »Lachtherapien« gibt es nur als Begriff, denn das Lachen an sich ist keine Therapie, obgleich es eine therapeutische Wirkung hat. Es gibt Psychotherapien, die mit

Humor und Lachen arbeiten (Provokative Therapie, Logotherapie), es gibt sehr humorvolle psychotherapeutische Konzepte (Hypnotherapie nach Milton Erickson) und es gibt »Clowndoktoren«, die als Ergänzung zur Schulmedizin und im Einvernehmen mit dieser die »Heilkunst des Humors und des Lachens« praktizieren (ich selbst praktiziere diese Heilkunst seit zwölf Jahren).

Humor und Liebe

Damit das Lachen der Gesundheit dient, braucht es den Humor, die Liebe, die Fröhlichkeit, das Spiel, die Komik – und die Freiheit, sich natürlich entfalten zu können. »Gesundheit basiert auf Glücklichsein«, wie es der Arzt und Visionär Patch Adams so treffend formulierte. Die wesentlichen Zutaten zum Glücklichsein sind Humor und Liebe. Aus östlicher Sicht wird Lachen zu einem Bestandteil des Yoga, wenn es mit Liebe praktiziert wird, denn es unterstützt so das gesunde, dynamische Gleichgewicht der *humores* (siehe S. 19) im Organismus. So lehrt es der Ayurveda, die Heilkunst des Yoga.

»Gesundheit basiert auf Glücklichsein – und dazu gehören Umarmungen und Clownerien, ebenso die Freude, die wir in der Familie und bei Freunden finden, die Befriedigung in der Arbeit und auch die Ekstase in der Natur und den Künsten.«

Patch Adams

Vom Lachclub zur Lachbewegung

Lachyoga ist das Zusammenspiel von Humor, Liebe und Lachen auf dem Weg des Yoga. Vor acht Jahren gründete ich den Lachclub Wiesbaden/Mainz, den ersten Lachclub in Deutschland. »Lachclub« ist der Name der Gruppe, die Lachyoga praktiziert.
Da Lachyoga völlig neu und unbekannt war, reiste ich in den darauf folgenden Jahren in einer Art Lachwanderschaft quer durch Deutschland und verbreitete die Idee – eine sehr abenteuerliche Zeit, die ich nicht missen möchte!
In der Folge sind mittlerweile 40 Lachclubs in Deutschland entstanden. Wir haben uns den Namen »Lachbewegung« gegeben, und dieser Begriff bezeichnet nicht nur den Zusammenschluss mehrerer Clubs: Das Lachen selbst ist immer auch Bewegung.
Das Konzept des Lachyoga hat sich durch diese Reisen weiter ausgeformt, hat in meiner Seminartätigkeit, ergänzt durch meine eigenen Weiterbildungen wertvolle weitere Impulse bekommen und ist

ganzheitlich gereift zu einem humorvoll-heiteren Übungs- und Erkenntnisweg. Die Menschen, denen ich begegne, formen das Lachyoga mit, und gemeinsam entwickeln wir es stetig weiter, damals wie heute.

Ich betrachte es als meine Aufgabe, eine Grundform des Lachyoga anzubieten und einen sicheren Rahmen zu schaffen. Die Grundform selbst variiert (je nachdem, in welcher Gruppe ich das Lachyoga anbiete) und entwickelt innerhalb der jeweiligen Gruppe durch die kreativen Impulse Einzelner jeweils neue, individuelle Formen. Die in meiner Arbeit wesentliche Spontaneität entfaltet Kreativität, Spielfreude und Lachen.

Jeder Mensch trägt in sich die Quelle der Lebensfreude und kann jederzeit neue Formen finden, die diese Lebensfreude zum Ausdruck bringen.

Lachyoga ist ein lebendig-dynamischer Prozess (keine schematische Abfolge von Übungen). Das vorliegende Buch lädt Sie ein, an diesem Prozess teilzunehmen, den ich auch als Lebenskunstprozess bezeichne. Bei diesem Prozess geht es darum, das eigene humorvoll-heiter-kreative Potenzial durch den Einklang von Bewegung, Atem, Stimme, Lachen und Geist zu entfalten.

Möge dieses Buch wie der runde, vor Fröhlichkeit wackelnde Bauch eines Buddha sein, der Sie durch Lachen, Weisheit und Bewegung dazu ermutigt, auf den Wellen der Gesundheit und der Lebensfreude zu surfen!

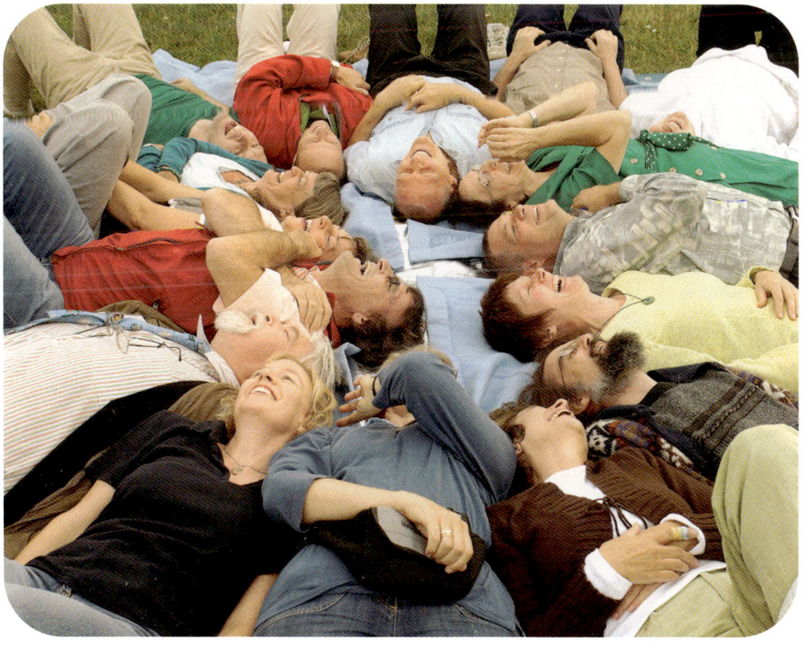

Lachmeditation – auf dem Rücken liegen, Schwerkraft abgeben, Leichtigkeit und Lebensfreude erfahren. Die Anleitung zu dieser Übung finden Sie auf S. 70 unten.

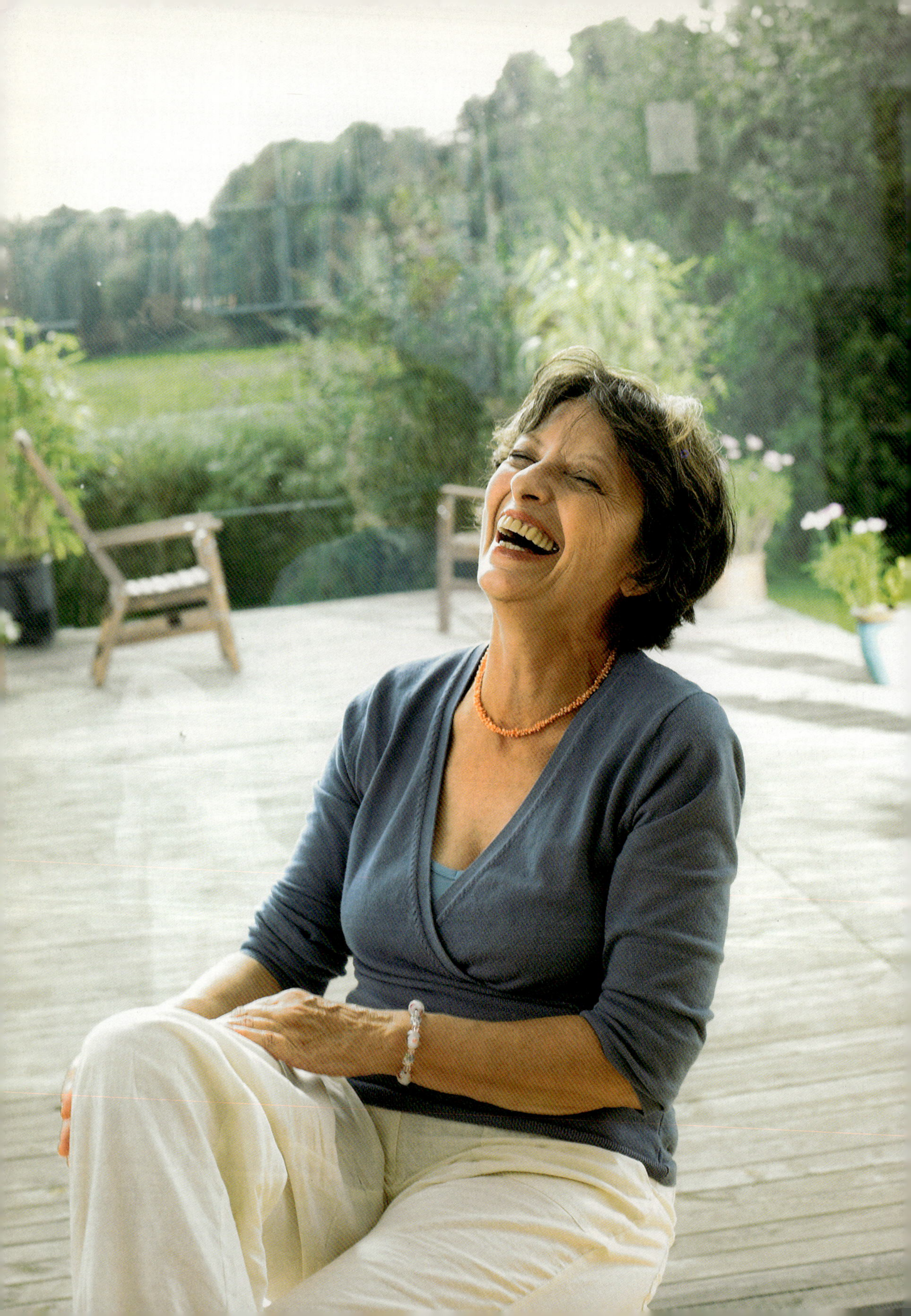

Lachen ist gesund

Der in der Lachforschung schon fast legendäre amerikanische Wissenschaftsjournalist Norman Cousins litt in den 1960er Jahren an einer sehr schmerzhaften Autoimmunerkrankung. Seine Genesung begann damit, dass er in einer Atmosphäre von Freude und Heiterkeit konsequent seine Lebenskraft stärkte, sich lustige Filme ansah, komische Bücher las und seine Freunde bat, so viel wie möglich mit ihm zu lachen und zu scherzen. Er hat also nicht nur gelacht, sondern sein gesamtes Lebensumfeld so gestaltet, dass es ihm Lebenskraft und Energie schenkte! Die Erfahrungen von Norman Cousins gaben der Wissenschaft vom Lachen, der Gelotologie (von griech. *gelos*, Gelächter) entscheidende Impulse.

»Lachen ist wie Aspirin, es wirkt nur doppelt so schnell!« So lässt sich die medizinische Wirkung des Lachens mit den Worten des berühmten Komikers Groucho Marx umschreiben.

Die Wissenschaft vom Lachen

Die medizinische Forschung konnte nachweisen, dass Lachen die Körperchemie positiv beeinflusst: Katecholamine und Endorphine (Botenstoffe mit beruhigender und stimmungsaufhellender Wirkung) werden ausgeschüttet, die Absonderung von Kortisol (Botenstoff, der bei Stress ausgeschüttet wird und den Körper in Alarmbereitschaft versetzt) dagegen reduziert. Lachen stimuliert das Immunsystem: Die Zahl der Abwehrzellen (T-Lymphozyten) und die Produktion der Immunglobuline A, die Krankheitserreger im Blut erkennen und beseitigen, werden durch das Lachen in nachweisbarem Umfang gesteigert.
Mit einfachen Mitteln messbar ist der Einfluss des Lachens auf das Herz-Kreislauf-System: Zunächst steigen Puls und Blutdruck an, dann entspannen sich die Arterien durch den Einfluss des parasympathischen Nervensystems, und Puls und Blutdruck normalisieren sich wieder. In der Folge wird das Endothelium, die innere Blutgefäßwand, an der Arteriosklerose zuerst beginnt, vermehrt durchblutet. Durch dieses »Kreislauftraining« reduziert Lachen das Risiko von Herz-Kreislauf-Erkrankungen. Als Reaktion auf die bessere Durchblutung steigt auch die Temperatur der Haut: Man beginnt zu

schwitzen, und dies wiederum führt zu einem vermehrten Abtransport von Schadstoffen. Zudem entspannt Lachen die gesamte Skelettmuskulatur und wirkt so mittelbar auf die Lösung von Angst, Stress und Ärger, die mit Muskelverspannungen einhergehen.

Die Bewegung des Zwerchfells aktiviert den Blutkreislauf, den Stoffwechsel und die Tätigkeit der Organe.

Lachen als Atmungsphänomen

Lachen ist physiologisch gesehen ein Atmungsphänomen, da dabei das Zwerchfell, der Hauptmuskel der Atmung, aktiviert wird. Ganz unwillkürlich wird beim Lachen die Einatmung vertieft, d. h., es wird mehr Sauerstoff aufgenommen. Durch die stoßartige »ha-ha-ha«-Ausatmung wird vermehrt Kohlenstoff ausgeschieden, es kommt zu einer gründlicheren Entleerung der Lunge, als dies bei normaler Atmung der Fall ist. Dies hat reinigende Auswirkungen auf das Blut. Durch die Bewegung des Zwerchfells beim Lachen wird zugleich im unteren Bauchraum der Darm massiert und die Verdauung auf natürliche Art angeregt. Auch alle anderen im Bauchraum befindlichen Organe werden durch die Bewegung des Zwerchfells mitaktiviert und in ihrer Funktion gestärkt.

Lachen ist gesund – und zwar nicht nur für den Körper. Beim Lachen können auch Geist und Seele neue Kraft tanken.

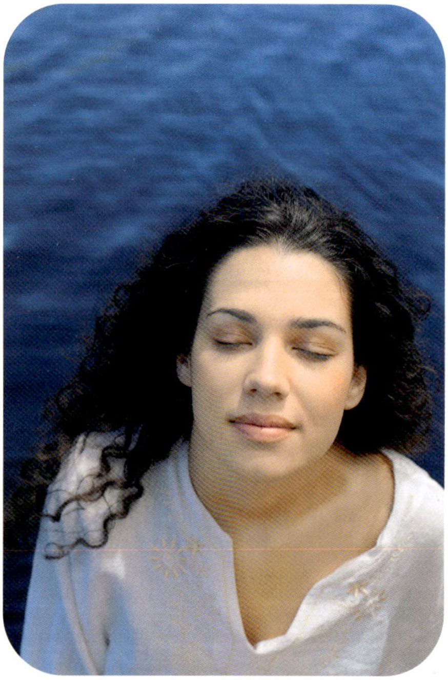

Eins mit dem Universum

Im indischen Yoga gilt der Atem *(prana)* als universelle Lebenskraft, im chinesischen Tao-Yoga heißt diese Kraft Chi. Durch den Atem wird das eigene elektromagnetische Feld – der feinstoffliche Energiekörper, der den physischen Körper umgibt und ihn durchdringt – mit dem elektromagnetischen Feld des Universums verbunden. In der abendländischen Kultur finden wir dies Wissen bei Hildegard von Bingen. Ihre Heilkunde basiert auf der Erkenntnis, dass Gott in allem atmet, was lebt.

Im Hier und Jetzt

Die einfachste Erklärung für die Heilkraft des Lachens aus der Sicht des Yoga liegt in der Harmonisierung von Körper, Geist und Seele: Der Körper befindet sich immer in der Gegenwart und mit seinen Organen stets in Wechselwirkung mit dem Kosmos. Der Intellekt, ein Teil des Geistes, befindet sich höchst selten im Hier und Jetzt der körperlichen Gegenwart; er hüpft – einem Affen vergleichbar – rastlos von Ast zu Ast und erzeugt wie der Wind auf den Wellen des Meeres Unruhe in unserem Körper. Der Weg, den Geist zu beruhigen, führt im Yoga über den Atem. Da das Lachen ein exzellentes Atmungsphänomen ist, gelingt es so, den Geist wieder mit der Gegenwart des Körpers zu verbinden. Dies hat einen harmonisierenden Einfluss auf den gesamten Organismus. Die Energien beginnen wieder freier zu fließen, das Gleichgewicht der Kräfte kann sich neu einpendeln, der Geist wird erfrischt, die Gedanken werden geklärt, der feinstoffliche Energiekörper wird gestärkt.

Wir wissen heute aus der Quantenphysik, dass Materie und Energie (also Geist) auf der subatomaren Ebene austauschbar sind. Materie ist die dichteste Form des Geistes, und Geist ist die leichteste Form von Materie. Das Lachen wiederum kann man als die heiterste Form des Geistes bezeichnen.

Ein kommunikatives System

Die ganzheitliche Sichtweise (Einheit von Körper, Geist und Seele) wird auch aus medizinischer Sicht bestätigt. Sie geht heute davon aus, dass alle Organe über chemische Botenstoffe (Neuropeptide) direkt mit dem Gehirn kommunizieren. Die Rezeptoren für diese Botenstoffe, die aufgrund bestimmter Gedanken und Gefühle ausgeschüttet werden, befinden sich im ganzen Körper, auch im endokrinen System (im Hormonhaushalt) und im Immunsystem. Umgekehrt können die Organe und das Immunsystem die chemischen Botenstoffe auch selbst produzieren. Das bedeutet, dass der gesamte Körper Gefühle wahrnimmt und ausdrückt; jede Körperzelle kann im weitesten Sinne denken und fühlen und speichert Erfahrungen und Wissen. Jeder Mensch ist ein sich ständig veränderndes Energiesystem, das von der Umwelt beeinflusst wird und umgekehrt selbst die Umwelt beeinflusst.

Gesundheit

Es gibt nur eine Gesundheit und viele Krankheiten. Die westliche Medizin hat sich seit dem 17. Jahrhundert, beeinflusst durch die Philosophie René Descartes', mit den Krankheiten beschäftigt, die

Weltgesundheitsorganisation (WHO) definiert Gesundheit heute als Abwesenheit von physischen und psychischen Störungen. Doch diese einseitige Definition trägt wenig zu einem ganzheitlichen Verständnis von Gesundheit bei.

Ein Mensch mit einer nicht heilbaren Krankheit, beispielsweise einer Querschnittslähmung, kann aus einer ganzheitlichen Sichtweise sehr gesund sein – er kann ein ausgesprochen fröhlicher, zufriedener Mensch sein, gleichwohl der physische Körper unleugbar verletzt ist. Ich kenne sehr viele Menschen, die in diesem Sinn äußerst gesund sind!

Sobald wir begreifen, dass wir ein Energiefeld sind und die Qualität der eigenen Erfahrungen beeinflussen können, kommen wir mit der inneren Kraft der Selbstheilung und der Gesundheit in Kontakt.

Gesundheit ist mehr

Diese neue Sichtweise von Gesundheit betont nicht die Störungen, sondern die gesunden Kräfte, die es jedem Menschen erlauben – auch mit einer unheilbaren Krankheit – ein gesundes, d.h. fröhliches Leben zu führen.

Es besteht ein grundlegender Unterschied zwischen »heilen« und »kurieren«. Kurieren bedeutet, eine Krankheit auf der körperlichen Ebene zu beseitigen; heilen bedeutet, auf vielen Ebenen gleichzeitig zu arbeiten. Heilen bezieht auch die psychische, mentale, spirituelle Ebene mit ein; deshalb kann ein Mensch, der an einer irreversiblen Krankheit leidet, zwar nicht kuriert, jedoch durchaus geheilt werden. Andererseits kann ein Mensch körperlich kuriert werden, ohne ganzheitlich geheilt zu sein. »Medicus curat, natura sanat« – der Arzt kuriert, die Natur heilt – war einer der Grundsätze der antiken Heilkunst.

Paracelsus – ganzheitliche Medizin

Das ganzheitliche Wissen vom Heilen geriet in der westlichen Medizin im Gegensatz zum Kurieren etwas in Vergessenheit, jedoch finden sich auch hier Spuren einer Ganzheitsmedizin.

Paracelsus, der Arzt, Naturforscher und Philosoph aus dem 15. Jahrhundert, sah die Quelle der Gesundheit in innerer Harmonie. Da diese in engem Zusammenhang mit dem gesamten Leben steht, bezog er als Arzt das gesamte Umfeld des Patienten mit ein: Ernährung, Familie, häusliches Umfeld, Schlafgewohnheiten sowie den individuellen Lebensrhythmus.

Ayurvedische Heilkunst

Aufgabe des Arztes war es laut Paracelsus, die Gesundheit zu erhalten und die innere Harmonie wiederherzustellen. Dies entspricht der ayurvedischen Heilkunst. Ayurveda gilt als die älteste bekannte Heilkunst, der Name stammt aus dem Sanskrit und bedeutet »vollständiges Wissen vom gesunden Leben«. Diese Heilkunst ist in ihrem Ursprung und Wesen so eng mit dem Yoga verwandt, dass eine Trennung des einen vom anderen unmöglich ist.
Innere Freude als Ausdruck der Wohlstimmung des gesamten Organismus gilt im Ayurveda als Zeichen von Gesundheit (Harmonie), und als gesund wird ein Mensch betrachtet, dessen Selbst, dessen Geist und dessen Sinne voller Glückseligkeit sind.
Gesundheit wird im Ayurveda des Weiteren beschrieben als ein dynamisches Gleichgewicht der sich ständig ändernden äußeren und inneren Bedingungen des Lebens. Dieses dynamische Gleichgewicht kann mit einem Tanz verglichen werden: Manchmal brauchen wir schnelle Bewegungen, um wieder ins Gleichgewicht zu kommen, ein anderes Mal helfen uns meditative Klänge, unsere Balance wiederzufinden. Was wir mit Sicherheit stetig brauchen ist die Nähe zur Natur, die Bewegung an sich sowie Liebe, Freundschaft, Humor und Lachen.

Gesundheit ist die Anwesenheit von geistig-seelischen Kräften, die es erlauben, unter den Bedingungen des Lebens auf bestmögliche Art und Weise ein harmonisches Gleichgewicht zu finden.

Spuren im westlichen Denken

Dieser Weg zur Gesundheit hat auch im westlichen Denken seine Spuren hinterlassen, wie der Bericht des berühmten mittelalterlichen Lehrers für Wundheilkunst, Henri de Mondeville (1260–1320), zeigt: »Der Wundarzt muss die ganze Lebensweise des Patienten auf Freude und Glück hin ausrichten. Man muss die Verwandten und Freunde zu ihm lassen, um ihn aufzumuntern und ihm lustige Dinge zu erzählen, die Stimmung muss man mit Musik gut erhalten; der Wundarzt muss dem Patient Ärger und Traurigkeit verbieten und ihm einschärfen, dass der Körper von Freude dick, von Traurigkeit jedoch dünn wird.«
Das bedeutet nichts anderes, als was sich im Sprichwort »Lachen ist gesund« erhalten hat: Lachen weckt die Lebensenergie, es hat eine heilsame Wirkung, indem es der ganzheitlichen Harmonisierung dient. Lachen kann als Ergänzung zu kurierenden Maßnahmen den Genesungsprozess unterstützen.

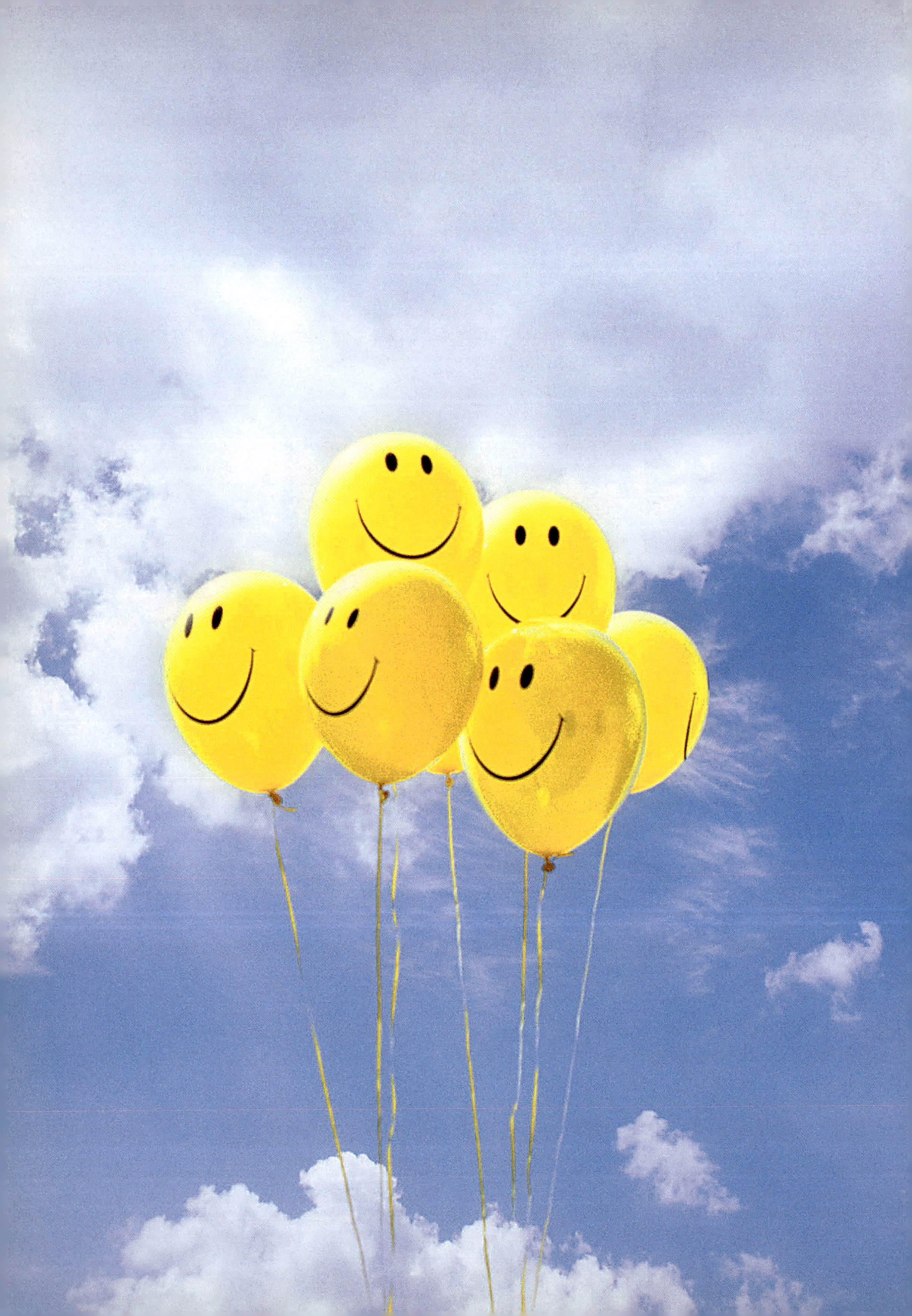

Lachwissenschaft

Die westliche, abendländische Kultur ist einer großen Illusion erlegen: Sie verwechselt seit 200 Jahren die Landkarten mit dem Territorium. Wenn es der Wissenschaft gelingt, im Blut chemische Botenstoffe nachzuweisen, so ist dies eine Realität. Schließt die Wissenschaft jedoch aufgrund dieser Realität darauf, dass der menschliche Organismus eine Chemiefabrik sei – so ist dies eine Illusion! Die Illusion, dass die Landkarte der physiologischen Abläufe in unserem Körper dem menschlichen Wesen aus Körper, Geist und Seele entspricht, zieht sich wie ein roter Faden auch durch die medizinisch-naturwissenschaftliche Lachforschung und nimmt so in reduktionistischer Weise Einfluss auf unser Welt- und Menschenbild. Die wissenschaftlichen Ergebnisse der Lachforschung bilden wie eine Landkarte Vorgänge in unserem Körper ab. Unser Organismus, der aus Körper, Geist und Seele besteht, ist jedoch etwas wesentlich anderes als diese Landkarte.

»Ein echter Massenwahn der heutigen Menschheit besteht in dem Irrglauben, es habe nur das reale Existenz, was sich in der Sprache der exakten Naturwissenschaften ausdrücken und quantifizierend beweisen lässt.«

Konrad Lorenz

Synthetisches Lachen

Es ist paradox, dass selbst eine so befreiende Kraft wie das Lachen die Lachwissenschaft nicht davor bewahrt hat, den menschlichen Organismus mit einer Maschine zu verwechseln.

Der wissenschaftliche Nachweis chemischer Botenstoffe, die beim echten (!) Lachen in unserem Körper ausgeschüttet werden, wurde zur Grundlage einer Methode, die das künstliche Lachen propagiert. Der Slogan der Methode: »Fake it, fake it, till you make it« (täusche das Lachen so lange vor, bis es echt wird) ist die Kurzformel von: »Act chemistry, act chemistry – and the chemistry becomes real« (handle wie eine Chemiefabrik – und du wirst eine Chemiefabrik).

Es macht einen großen Unterschied für unser Selbstbewusstsein und unsere Empfindungen, ob wir uns als Chemiefabrik oder als menschliche Wesen betrachten! Durch den künstlich erzeugten Endorphinrausch jedoch wird das Nervensystem in Alarmbereitschaft versetzt, was sich in diffus wahrgenommenem Unbehagen und Fremdheitsgefühlen äußert. Diese Gefühle werden bei der Ausübung dieser Technik übergangen, und mit dem Hinweis darauf, dass sie sich von selbst geben, sobald das vorgetäuschte in ein echtes Lachen umkippt.

»Es liegt auf der Hand, dass sich nur im gegenwärtigen Augenblick ein schöpferischer Prozess abspielen kann.«

Reshad Feild

Das Pferd von hinten aufgezäumt

Mit dieser Form des synthetischen Lachens wird aber genau das verstärkt, was die Menschen davon abhält, fröhliche, liebevolle und somit gesunde Menschen zu sein: Die Wahrnehmung ihrer Gefühle und die Achtsamkeit für die Ganzheit von Körper, Geist und Seele werden gestört.

Denkgewohnheiten, die suggerieren, es gäbe ein zeitliches Belohnungssystem im Sinne des »wenn du dich heute nur genug anstrengst, dann wirst du später einmal belohnt«, entsprechen einem inneren Antreiber und haben mit geistig-seelischer Gesundheit nichts zu tun. Diese Denkgewohnheit entführt aus der Gegenwart, und diese ist die einzige Zeit, in der wir die Gegenwart der Freude erfahren. Das Lachen entstehen und sich entfalten zu lassen entspricht der Gesundheit, wie sie im Yoga bzw. im Ayurveda gelehrt wird.

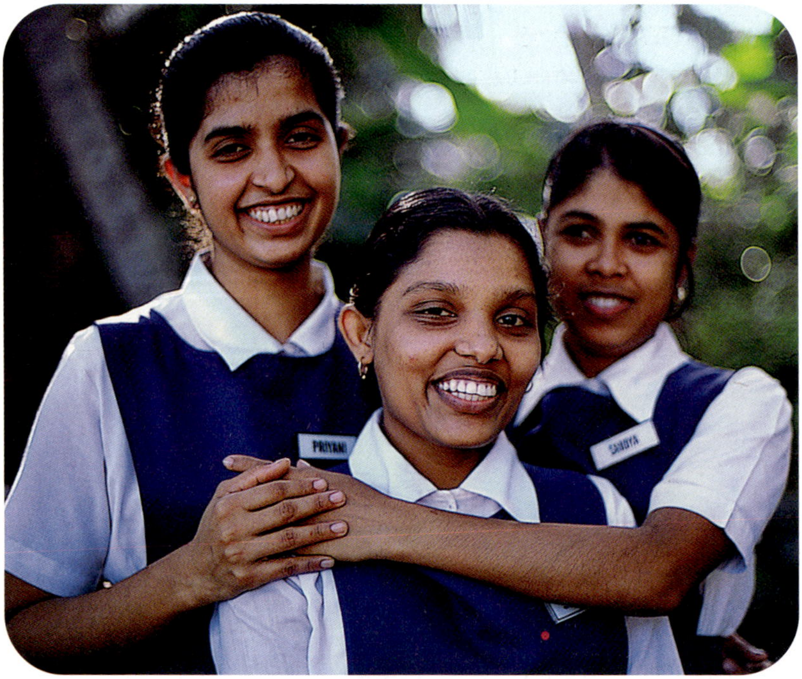

In der Philosophie des Ostens, z. B. im Ayurveda, sind Lachen und Lächeln schon seit langer Zeit als Heilmittel bekannt.

Humor

Lachen ist so eng mit dem Humor verbunden, dass eine Trennung beider voneinander immer künstlich ist. Humor ist die Glücksessenz des Lachens und damit eine der Glücksessenzen der Gesundheit. Im 17. Jahrhundert war die so genannte Humoralmedizin in Europa populär. Die Beurteilung von Gesundheit basierte auf dem Gleichgewicht der *humores* (vom lateinischen Wort für »Feuchtigkeit«) im Körper. Waren die Körpersäfte ausgeglichen, so sprach man von »gutem Humor«. Die Körpersäfte wiederum wurden in Abhängigkeit von den vier Charakteren gesehen: dem Melancholiker, dem Sanguiniker, dem Phlegmatiker und dem Choleriker. Je nach Charakter und Temperament unterschied sich der »gute Humor« von einer krankhaften Störung des Gleichgewichts.

»Als sich das Denken allmählich vom Fühlen gelöst hatte, konnte der Mensch seine Emotionen als exzessiv und übertrieben wahrnehmen, den *humores* seiner Drüsen mit Humor begegnen und lächelnd zugeben: Ich bin ein Tor.«

Arthur Koestler

West und Ost

Heutzutage hat die westliche Psychologie die Unterscheidung in die vier Grundcharaktere verfeinert. In der östlichen (ayurvedischen) Heilkunst finden wir Entsprechungen in den Konstitutionstypen. Diese werden bestimmt durch die Doshas Pitta, Kapha und Vata. Diese drei den Organismus steuernden Kräfte nennt man auch die drei Humore. Bei jedem Menschen gibt es eine tendenzielle Vorherrschaft eines oder auch zweier Humore; diese bestimmen seine elementare Wesensart, seinen Charakter bzw. sein Temperament. Die Doshas stellen sich fortwährend und dynamisch auf die wechselnden Gegebenheiten des Lebens ein. Das harmonische Gleichgewicht der Doshas ist ein dynamisches Gleichgewicht, das sich der Natur entsprechend selbst in die bestmögliche individuelle Balance im Sinne der körperlich-geistig-seelischen Harmonie einpendelt.

Geist und Glaube

Die Praxis der Lebensfreude des Lachyoga unterstützt auf ganz natürliche Art dieses Einpendeln der Balance. Das harmonische Gleichgewicht der Körpersäfte bestimmt unsere Gemütsverfassung:

Sind die *humores* ausgeglichen, sind wir es auch. Humor wird aus spiritueller Sicht zur »Humoratio«, die – wie das Wortspiel deutlich macht– die Kräfte der Ratio (also des Verstandes, des Intellekts) mit den Kräften des Humors verschmilzt. Der Mensch spürt die Verbindung mit den *humores* und erlebt sich nicht als getrenntes Wesen (hier der Körper – da der Geist – dort die Seele), sondern als Einheit aus diesen drei Größen.
Die Erfahrung der Einheit ist eng mit dem Glauben verbunden – Glaube bezieht sich auf Gottvertrauen, d. h. Vertrauen in eine universelle Schöpfungs- und Lebenskraft. Die mit dem Glauben verbundene seelische Gestimmtheit erlaubt es, die Hoffnung zu bewahren, und diese wiederum wird von der Liebe getragen.

»Nun aber bleiben Glaube, Hoffnung, Liebe, die Liebe aber ist die größte unter ihnen.«

1. Korinther, Kapitel 13

Hoffnung auch in schweren Zeiten

Der altbekannte Spruch: »Humor ist, wenn man trotzdem lacht« verweist auf die Hoffnung und bedeutet, auch mitten im Unglück nicht zu verzweifeln. Ein Funken Hoffnung erhält auch in schwierigen Zeiten das Lachen als Lebenskraft, die uns auf dem Weg der Besserung unterstützt.
Dieser Spruch wird aber auch oft missverstanden: »Lach doch einfach drüber« heißt es, wenn wir uns über etwas ärgern oder uns ein Missgeschick widerfahren ist. Dieser verstandesbetonte Ratschlag ist gut gemeint, aber wenig hilfreich, denn gut gemeinte Sprüche helfen selten, unsere Stimmung zu verbessern. Hilfreicher ist es, einen anderen Menschen mit Gefühl aus einem Stimmungstief zu locken, ihm andere Perspektiven anzubieten, die den Ärger oder das Missgeschick aus einem anderen Blickwinkel beleuchten. Als Orientierungshilfe hierfür möge der folgende Satz dienen: »Ein Freund ist jemand, der dich für das gute Schwimmen lobt, wenn du beim Segeln gekentert bist!«

Lachen – über sich selbst und mit anderen

Der Sinn für Humor umfasst alle Sinne. Und die Welt mit allen Sinnen wahrzunehmen führt unweigerlich zum Humor, denn die Sinne öffnen den Weg zu Lebenslust, Fantasie und Freude. Von dort aus lassen sich leicht neue Perspektiven entwickeln, die es erlauben, das Leben mit Freude und Verantwortung zu gestalten.

Über sich selbst zu lachen ist ein Lachen, das – von Herzen kommend – die eigene Torheit erkennt, sie verzeiht und einschließt in die Liebe zu sich selbst. Über sich selbst lachen fühlt sich an wie »es lacht«, über andere lachen fühlt sich an wie »ich lache«!
Humor wird auch als Begriff dafür verwendet, worüber wir lachen, und da gibt es von Mensch zu Mensch Unterschiede. Nicht jeder kann über den gleichen Witz lachen. Fühlt sich ein anderer Mensch durch eine von Ihnen gemachte witzig gemeinte Bemerkung verletzt, sagen Sie bitte nicht, der andere hätte keinen Sinn für Humor oder wäre empfindlich. Fassen Sie sich ein Herz und entschuldigen Sie sich. Vielleicht ist der andere Mensch wirklich sehr empfindsam, aber das ist kein Fehler von ihm; ein Fehler von Ihnen wäre es, die Verletzung zu übergehen.
Der Sinn für Humor erlaubt den *humores*, ins Gleichgewicht zu kommen, wenn wir in einfühlsamer Verbindung mit anderen Menschen bleiben, d. h. wenn wir empathisch darauf reagieren, was wir an Gefühlen und Empfindungen in anderen Menschen auslösen, und nicht darüber diskutieren, wer im Recht oder Unrecht ist.

»Willst du Recht haben – oder glücklich sein?«

Helen Schucman, *Ein Kurs in Wundern*

Humor ist heiterer Ernst

Es gibt die schöne Geschichte eines spirituellen Meisters, der eine Straße entlangging und mit einem Mann, der aus einem Hauseingang rannte, heftig zusammenstieß. Der Mann war wütend und warf mit beleidigenden Worten um sich. Der Meister sagte: »Ich weiß nicht, wer von uns beiden an dem Zusammenstoß schuld ist, doch bin ich nicht geneigt, Zeit damit zu vertun, es herauszufinden. Sollte ich in Sie gerannt sein, so bitte ich um Verzeihung; sollten Sie in mich gerannt sein, so können Sie es vergessen.« Mit einem kleinen Lächeln und einer Verbeugung ging er weiter.
Der Meister nahm den Zusammenstoß ernst, deshalb konnte er gelassen bleiben, der andere betrachtete den Zusammenstoß ernsthaft, deshalb verlor er die Fassung. Ein heiterer Ernst entspricht dem Humor. Ernsthaftigkeit ist wie eine langanhaltende Verpuppung der Seele. Lösen Sie die Haftstreifen der ernsthaften Verpuppung mit Humor, und Ihre Seele wird zum lachenden Schmetterling, der Sie zum Dank mit Freude erfüllt!
Der von mir sehr geschätzte weise Clown Dimitri sagte einmal: »In der Liebe und im Verständnis liegt die Bedingung, dass sich der Humor entwickeln kann.« Er bringt so das Wesentliche des Humors

und des Lachens auf den Punkt: die Liebe! Lachen wird zum Bestandteil des Yoga, wenn es mit Liebe praktiziert wird; ohne Humor ist diese Praxis nicht möglich.

Sinn und Unsinn

Die Welt durch die »Brille des Humors« wahrzunehmen bedeutet auch, den Sinn im Unsinn zu entdecken. Der Unsinn hat – wie so viele Dinge – eine helle und eine dunkle Seite.
Die helle Seite des Unsinns ist die dem Leben zugewandte Seite, die uns erlaubt zu scherzen, den »normalen« Ablauf der Dinge und die »normalen« Erwartungen zu durchbrechen. So können wir uns selbst und anderen durch »unsinnig« heiter-empathische Zeichen unserer Zuneigung eine Freude bereiten und beim anderen Menschen Lachen, Heiterkeit und ein Erwachen zur kosmisch-komischen Erkenntnis der wahren Natur des Selbst auslösen.
Ein kleines Beispiel mag dies illustrieren: Ein Freund schickte mir einen gewichtigen Brief. Als ich den Umschlag öffnete, fielen außer dem Brief Unmengen von Konfetti heraus – für mich eine große Überraschung und Freude. Das Konfetti war an diesem Tag genau der Unsinn, der meine Seele mit der kosmisch-komischen Nahrung der Freude erfüllte.

»Schau in die Natur und du begreifst den Sinn, schau in den Spiegel und du begreifst den Unsinn.«

Universelle Weisheit

Im Unsinn zu sich selbst finden

Ein anderes Beispiel: Eine beruflich sehr erfolgreiche Frau, die eines meiner Seminare besuchte, erzählte mir, dass sie jeden Tag darauf achte, zu ihrer perfekten Business-Kleidung ein unpassendes Element hinzuzufügen, sei es in Form des Schmucks, in Form »unpassender« Schuhe, in Form einer viel zu kleinen oder zu großen Handtasche. Sie tut dies aus Gründen des Unsinns, der ihr und den Menschen, mit denen sie arbeitet, erlaubt, sie als Mensch (und nicht nur als Funktionsträgerin) wahrzunehmen. »Der Unsinn«, so sagte sie mir, »hilft mir und den anderen, menschlich zu bleiben.«
Solchen Unsinn kann ich zur Nachahmung wärmstens empfehlen! Bleiben auch Sie menschlich und erlauben Sie sich den Unsinn, andere Menschen durch ungewöhnliche Mittel mit der Freude, ein Mensch zu sein, in Kontakt zu bringen.

Der jüdische Psychotherapeut Victor E. Frankl, der die Schrecken des Dritten Reichs überlebte, weist immer wieder auf die existenzielle Bedeutung des Sinns hin: Ein Mensch, der im Leben einen Sinn, eine Aufgabe, eine Zukunft sieht, vermag es, in sich ungeahnte Kräfte zu mobilisieren – auch und gerade im Leid. Entscheidend dabei ist, dass der Sinn sich ergibt durch Tätigwerden in Bezug auf etwas, das wir als sinnvoll erleben.

Inspiriert durch Victor E. Frankl schildert Roberto Benigni in seinem Film *Das Leben ist schön*, wie der Sinn (!), das Leben seines Sohnes zu retten, den Vater befähigt, in der ausweglosen Lage des KZs, in der beide sich befinden, mit viel Humor, Fantasie und Liebe für diesen eine Welt der Hoffnung entstehen zu lassen.

Die dunkle Seite des Unsinns

Auch Unsinn hat seine Schattenseiten: jede Form von Unterdrückung unserer zutiefst menschlichen Bedürfnisse. Wann immer wir mit lebensverachtendem Unsinn konfrontiert werden, sind wir aufgefordert, gewaltfreie Wege der Lösung und der Befreiung zu suchen – u.a. durch Umkehr zur hellen, lichterfüllten Seite des Unsinns. Diese helle Seite des Unsinns bedeutet, die Welt aus kosmisch-humorvoller Perspektive zu betrachten; es bedeutet, Akzente der Mitmenschlichkeit und Freude zu setzen, es bedeutet, klebrige Ernsthaftigkeit mit kleinen bunten Farbtupfern der Freude zu beleben. Es ergibt keinen Sinn, das, was wir als unsinnig und lebensverneinend erkannt haben, mit der Kraft des Humors, der Liebe und der Fantasie in Freude zu transformieren.

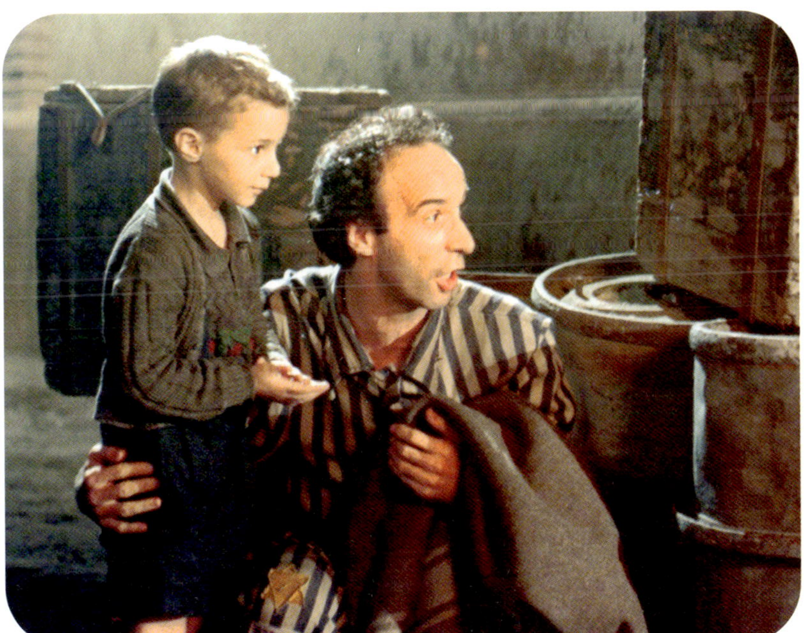

Roberto Benigni und sein »Filmsohn« – sie zeigen auf anrührende Weise, dass Humor sogar lebensrettend sein kann.

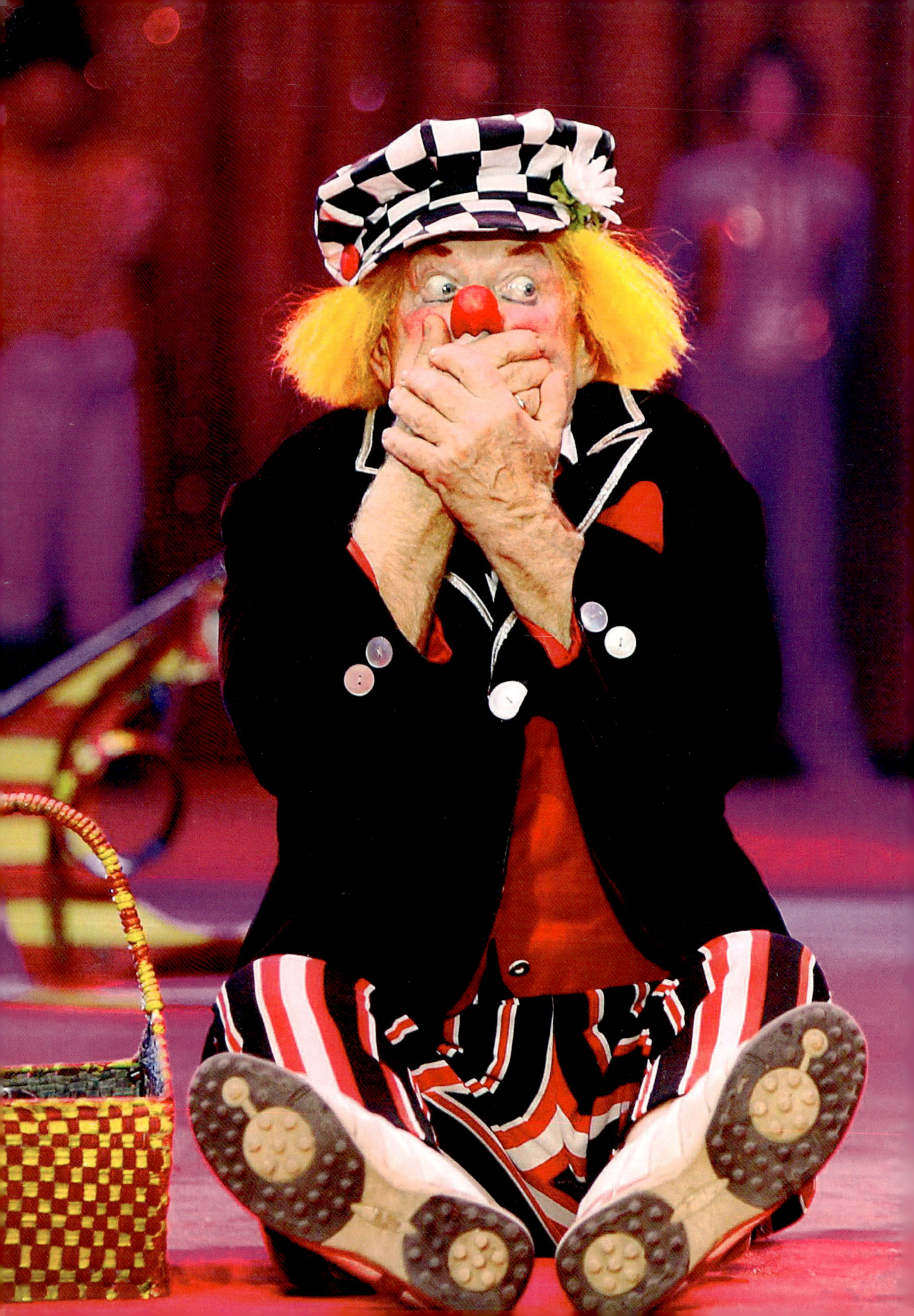

Die Macht des Lachens

Lachen ist eine Macht, vor der sich die Ernsthaftigkeit, die Wissenschaftsgläubigkeit und festgefahrene Glaubenssysteme beugen. Lachen hat die Macht, Dogmen und eine einseitige Sicht zu entlarven – zugunsten von Einsicht und Relativierung durch die Komik, die darauf beruht, dass scheinbar unvereinbare Gegensätze sich treffen und als Zündfunken das Lachen auslösen.
Lachen entlarvt das Unechte und Aufgesetzte unseres Denkens, Fühlens und Handelns und lässt die Seele leicht, heiter und unbeschwert in die universelle Lebenskraft der Freude eintauchen. Die helle Seite des Lachens ist ein Lachen im Licht der Selbsterkenntnis. Die dunkle Seite des Lachens ist die Seite des Sarkasmus und des Zynismus – hier wird auf Kosten anderer gelacht, dieses Lachen ist im Grunde humorlos und damit ungesund.

»Ätzendes und schadenfrohes Lachen über andere hat nichts mit Humor zu tun und daher auch keinen Gesundheitswert. Diesem Lachen fehlt die Weisheit und die innere Gelassenheit.«

Eleonore Höfner

Lachen ist ansteckend …

Lachen ist so ansteckend, dass es fast wie ein Reflex ausgelöst werden kann. TV-Comedy-Sendungen nutzen dies und spielen das Lachen ein, sobald die Pointe vorbei ist oder noch während der Pointe. Mir ist es einige Male passiert, dass ich wegen des eingespielten Lachens lachen musste – und dabei den Witz keineswegs komisch fand. Als ich den Mechanismus durchschaut hatte, lachte ich, weil mir der Witz gefiel, oder ich ließ es bleiben.

… und subversiv

Die subversive Kraft des Lachens hat von jeher Strukturen sowohl der Macht als auch der Ohnmacht entlarvt. Es bediente sich dabei sowohl offizieller als auch inoffizieller »Hofnarren«. Der Narr will nicht bekehren oder belehren, er ist ein Mensch, der auf sein Herz hört und seinen klaren Verstand benutzt, um der Welt wie in einem Spiegel ihr verkehrtes Wesen zu zeigen. Der Narr ist der Zwilling des Weisen, beide haben sich von materiellen Bindungen gelöst und messen der Welt die Bedeutung bei, die ihr gebührt: Sie ist eine kostbare Leihgabe einer Generation an die nächste, sie soll uns lehren, und an ihr können wir wachsen.

Ein aktueller Blick in den Spiegel des Narren zeigt: Weltweit werden materielle Werte betont. Die vergleichsweise wenigen Menschen, die materielle Güter in vollem Umfang besitzen, finden darin ebenso wenig Glück, Sinn und Erfüllung, wie die vielen, die nicht in diesen Besitz gelangen. Gleichwohl mittlerweile die Vorstellung, man könne Menschen glücklich machen, indem man ihre Bedürfnisse nach materiellen Dingen und ständigem Konsum fördert, in den Bereich des Aberglaubens gehört, wird dies Bedürfnis weiterhin weltweit geweckt und gefördert.

Im Spiegel des Narren können wir erkennen, dass Freiheit bedeutet, zwischen mehreren Produkten zu wählen, die alle das gleiche Glück versprechen, und dem Glück selbst, das an kein Produkt gebunden ist. Dies zu erkennen lässt uns lachend ahnen, dass all das, was wir in der äußeren Welt suchen, in uns zu finden ist, und damit befinden wir uns auf dem Weg des Yoga.

Der Yoga weist uns den Weg zu vom Zeitgeist unabhängigen Werten wie beispielsweise Freundschaft, Nächstenliebe, Geduld und Mitverantwortung.

»Du fragst mich, wie ich zum Narren wurde? Es geschah so: Eines Tages erwachte ich und gewahrte, dass all meine Masken gestohlen waren. Ich lief auf die Straße und rief: ›Diebe, Diebe!‹ Als ich zum Marktplatz kam, rief ein Junge von einem Hausdach: ›Er ist ein Narr!‹ Ich blickte empor. Da küsste die Sonne mein bloßes Antlitz, meine Seele entflammte in Liebe zu ihr, und ich wünschte mir keine Masken mehr. So wurde ich zum Narren.«

Khalil Gibran

Der Faktor Zeit

Ich werde oft von Journalisten gefragt, ob die heutige Zeit wirklich so schlimm sei, dass Menschen sich wieder dem Lachen zuwenden müssten. Darauf kann ich nur antworten: Unser Zeitbewusstsein ist einseitig. Wir leben in dem einseitigen Bewusstsein der Zeiteinteilung, Zeit bestimmt unser Leben. Gesünder wäre es, wenn das Leben die Zeit bestimmte. Wir sind immer schneller geworden in der Erfindung mechanischer, zeitsparender Methoden und haben trotzdem immer weniger Zeit. Atemlos hechelt der moderne Mensch von einer Zeitersparnis zur nächsten. Das ist absurd!

Die Zeit ist reif für ein Bewusstsein, das Zeit nicht länger nur mit Geld gleichsetzt, sondern Zeit auch gleichsetzt mit anderen als materiellen Werten! »Zeit ist Liebe, Mitgefühl, Achtsamkeit, Lebensfreude, Gesundheit und Geduld.« Lassen Sie sich diese Gleichung auf der Zunge zergehen, und Sie spüren den Geschmack des Lebens und den Geschmack der Freude – den Geschmack des Lachens!

Die Macht des Lächelns

Die Evolution der Menschheit ist eine Evolution des Bewusstseins und des Geistes. Die Erfindungen, Philosophien und Kunstwerke der einzelnen Epochen legen davon Zeugnis ab. Es würde den Rahmen dieses Buch sprengen, diese Entwicklung in ihren einzelnen Schritten aufzuzeigen; nicht vorenthalten werden soll Ihnen jedoch das in der Wiege der westlichen Kultur in Griechenland entstandene »archaische Lächeln« einer Statue aus dem 5. Jahrhundert v. Chr. Dieses Lächeln spiegelt das in unserem Kulturkreis erwachende Selbstbewusstsein der Menschen wider.

»Kunst wäscht den Staub des Alltags von der Seele.«

Pablo Picasso

Das »archaische Lächeln« ist ein seliges Lächeln, das die Geburt des Selbstbewusstseins wie eine Erinnerung an die Zeit der ursprünglichen Einheit von Mensch und Kosmos begleitet. Etwa zur gleichen Zeit entstand der Satz des Thales von Milet »Erkenne dich selbst« am Tempel des Sonnengottes in Delphi.
Machen Sie nun einen großen Sprung durch die Jahrhunderte von der griechischen Antike bis zur Zeit der Romanik und Gotik (11. bis 15. Jahrhundert), in der Sie Skulpturen von lächelnden Engeln und anderen Seligen in den Kathedralen finden. In einer Kirche in Königsberg fand man folgenden Spruch: »Ein Lächeln ist wie ein Licht in deinem Gesicht, das den anderen Menschen zeigt: Dein Herz ist heute zu Hause.«
Im Lächeln offenbart sich die geistig-seelische Verbindung mit unserem göttlichen Ursprung.

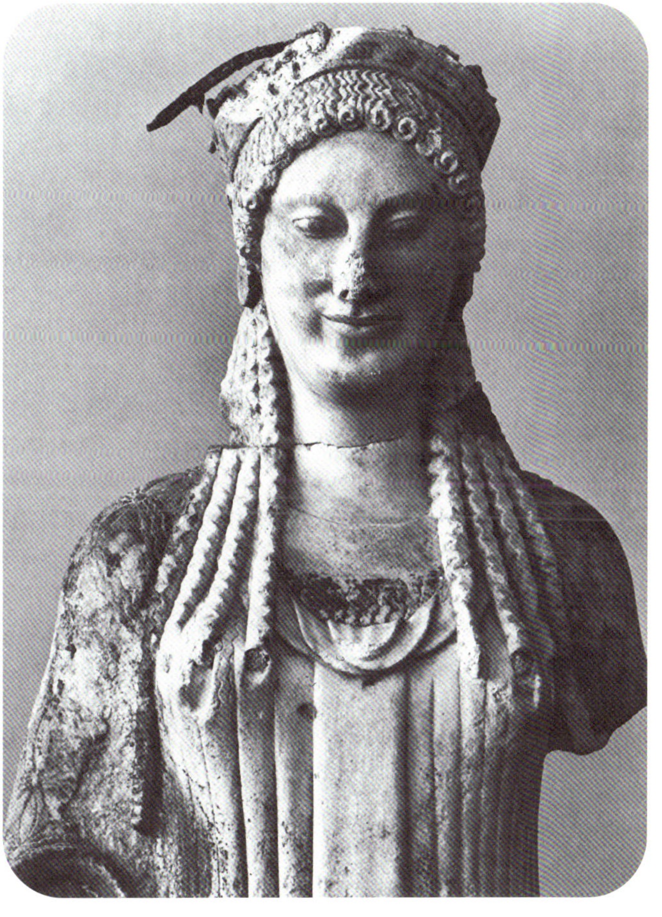

Im Lächeln der antiken Statue liegen Stille, Würde, Heiterkeit und Selbstbewusstsein.

Sprung in der Neuzeit

Nun folgt ein weiterer Sprung zum weltberühmten Lächeln der Mona Lisa im gleichnamigen Gemälde von Leonardo da Vinci aus dem 16. Jahrhundert. Das Gemälde spiegelt den göttlichen Glanz der Ewigkeit, der geheimnisvoll unser Dasein durchwirkt. Entstanden ist dieses Kunstwerk zur Zeit der Renaissance, als der Mensch begann, seinen Blick von der inneren Welt immer mehr auf die äußere zu richten. In den folgenden Jahrhunderten eroberte der westliche Mensch Zeit und Raum, er wurde einseitig zum »Macher«. Er verlor die zarte Seite des Lächelns, er verlor seine Werte und seine innere Orientierung. Ohne innere Orientierung jedoch kann der Mensch nicht leben – es nützt nichts, sich diese Orientierung kaufen zu wollen. Fast jedes Produkt wirbt heute mit Werten wie Glück, Gesundheit, Zufriedenheit, Erfolg und Schönheit; durch den Kauf aber erwerben wir das Produkt, nicht die angepriesenen Tugenden. Um diese zu entwickeln, bleibt nur der Weg nach innen, der Weg der Selbsterkenntnis.

»Jeder sollte sein eigener Hirte sein und sich hüten – und zwar davor, dass einem die anderen das Fell über die Ohren hauen.«

Heinz Erhardt

Der Weg nach innen

Auf der Suche nach der in der westlichen Kultur verloren gegangen Spur des »archaischen Lächelns« wurde ich in den östlichen Weisheitslehren fündig. Der Ursprung dieses Lächelns ist in den westlichen und östlichen Weisheitslehren gleich: Es verweist auf die Verbindung des Menschen mit einer höheren Kraft, und aus dieser Verbindung entsteht über den Atem das Lächeln.

Wenn heutzutage von einigen Wissenschaftlern empfohlen wird, sich den Bleistift zwischen die Zähne zu klemmen, um die Mundwinkel nach oben zu bewegen und den »Augenringmuskel« in Lächelposition zu bringen, weil so im Gehirn die Botenstoffe der guten Stimmung freigesetzt werden, so ist das etwas anderes, als sich über den Atem erst einmal mit dem Körper zu verbinden, diese Verbindung zu spüren und innezuhalten.

Sich nach innen zu wenden, die Gedanken zu beruhigen und in Herz, Lunge, Wirbelsäule, Gehirn und andere Organe und Gewebestrukturen hineinzulächeln ist der Weg des Yoga. Für diesen Weg braucht man keinen Bleistift, sondern Zeit: Zeit, sich dem Lächeln zuzuwenden und dabei vielleicht zu erkennen, wie gut es tut, innezuhalten und bei sich, im eigenen Körper, anzukommen.

Das mit dem Bleistift erzeugte Lächeln entspringt der Großhirnrinde (Kortex), dem Sitz des Bewusstseins, des Willens, der Intelligenz, des Gedächtnisses und der Lernfähigkeit. Dieses Lächeln zieht nach einer gewissen Zeit Erschöpfung nach sich, da es Energie verbraucht und das Gehirn überhitzt.

»Ein künstliches Lächeln erzeugt andere Hirnwellenmuster als ein echtes.«

Antonio Damasio

Freud und Leid

Eines der einseitigen Leitbilder der heutigen Zeit ist es, immer »gut drauf« und glücklich zu sein. Dies wird dem Leben in seiner Schönheit und auch Widersprüchlichkeit nicht gerecht.
Ein vorgetäuschtes Lachen und ein »Dauersmile« sind Zeichen der Oberflächlichkeit und Hoffnungslosigkeit einer Kultur, die sich mit dem Schein des Ego identifiziert und das Selbst vergessen hat. Obwohl Trauer und Schmerz niemandem erspart bleiben, lehrt unsere Kultur, Schmerz müsse bekämpft und gemieden werden. Der Preis, den wir dafür zahlen, ist sehr hoch! Wenn wir Gefühle von Schmerz und Trauer unterdrücken (bzw. sie gar nicht erst wahrnehmen) und mit allen möglichen Mitteln versuchen, uns das nächste Stimmungshoch zu verschaffen, werden Endorphine ausgeschüttet und der Ausdruck von schmerzlichen Gefühlen verhindert. Die Folge ist, dass es zu Energieblockaden im Organismus kommt. Viele Erkrankungen sind die Folge jahrelang unterdrückter Gefühle. Freude und Trauer bewirken zwar unterschiedliche Gefühle, gehören jedoch zusammen – wir brauchen beides! Die Weisheit unseres Körpers erlaubt es, mit der Trauer die schmerzlichen Gefühle zu verarbeiten und zu verdauen.

Mit einem lachenden und einem weinenden Aug'

Lachen und Weinen sind wie Vor- und Rückseite einer Medaille, sie gehören auch physiologisch zusammen. Die Bewegung des Zwerchfells ist in beiden Fällen identisch.
Im Zen heißt es, dass das Zwerchfell sehr viel mit unserem Gefühl für Sicherheit und Geborgenheit zu tun hat, da es in innigem Zusammenhang mit der höchsten Wirklichkeit steht. Weinend

Trauer gehört – ebenso wie das Lachen und die Freude – zum Leben dazu. Sie ermöglicht es uns, uns auf uns selbst zurückzuziehen.

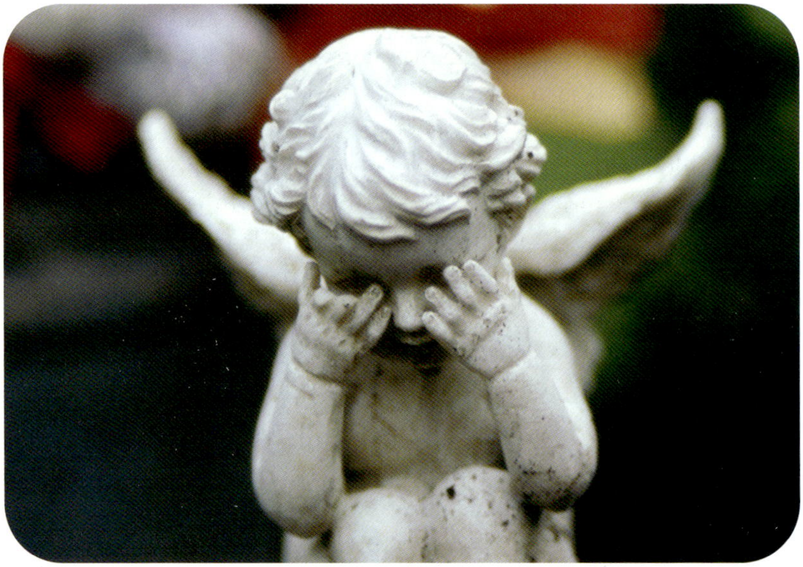

wenden wir uns nach innen, hin zu unseren Gefühlen von Trauer und Schmerz. Wer trauert, ist nicht in der Lage, weitere Informationen aus der äußeren Welt aufzunehmen. Wir brauchen diesen Rückzug auf uns selbst und den damit verbundenen Rückbezug auf die »höchste Wirklichkeit«. Diese höchste Wirklichkeit ist erfahrbar und hat viele Namen.

»Wer nie sein Brot mit Tränen aß,
Wer nie die kummervollen Nächte
Auf seinem Bette weinend saß,
Der kennt euch nicht, ihr himmlischen Mächte.«

Johann Wolfgang von Goethe

Gefühle zulassen

Ob wir Tränen vergießen, wird auf der körperlichen Ebene von Hormonen beeinflusst, und interessanterweise unterscheiden sich Freudentränen physiologisch und chemisch von Tränen des Schmerzes und der Trauer.

Nach meiner Erfahrung werden über das Lachen auch Gefühle der Trauer aktiviert. Manchmal kommt es vor, dass Menschen mitten im Lachen wegen einer plötzlich verspürten Trauer zu weinen beginnen. Es ist ebenso wunderbar, wenn Tränen der Freude fließen, wie es wunderbar ist, wenn Tränen der Trauer fließen.Tränen sind die »Perlen der Seele«, ein kostbares Geschenk!

Ich habe in meinen Seminaren und in den Lachclubs immer wieder die Rückmeldung bekommen, wie gut es tut, wie ein Kind in der Geborgenheit der Gruppe schluchzen zu dürfen, ohne dass jemand nach dem Warum und Wieso der Tränen fragt. Der betreffende Mensch wird einfach in den Arm genommen und festgehalten. Ich habe einige Male erlebt, dass Menschen in einer Lachgruppe innerhalb weniger Minuten vom Lachen zum Weinen und wieder zurück gewechselt haben – so, wie wir es als Kinder konnten, als wir noch nicht gelernt hatten, Gefühle zu bewerten. Erst die Bewertung unserer Gefühle lässt die einen zu und verdrängt die anderen. Verdrängung jedoch entspricht nicht den Gefühlen, Gefühle wollen gefühlt werden! Wie Wasser finden verdrängte Gefühle immer ihren Weg in das Bewusstsein – manchmal über den Umweg des Lachens. Auf dem Weg des Yoga geht es darum, Gefühle wahrzunehmen, sie zuzulassen, um sie dann wieder loszulassen.

»Das Ziel im Leben ist es, all unser Lachen zu lachen und all unsere Tränen zu weinen. Was auch immer sich uns offenbart, es ist das Leben, das sich darin zeigt, und es ist immer ein Geschenk, sich damit zu verbinden.«

Marshall Rosenberg

Das Leben willkommen heißen

Trauer, Schmerz, Alter, Krankheit und Tod sind keine Feinde des Menschen. Wir können sie zu Feinden erklären und uns einbilden, so mächtig, stark und klug zu werden, dass es uns eines Tages gelingt, diese Feinde zu besiegen. Doch dieser Tag wird nicht kommen, denn Trauer, Schmerz, Alter, Krankheit und Tod als Feinde zu betrachten, die besiegt werden müssen, würde bedeuten, das Leben selbst zum Feind zu erklären, um es zu besiegen. Das wiederum würde bedeuten, unserer Existenz auf diesem Planeten ein vorzeitiges Ende zu setzen. Sobald wir das Kampfmuster aufgeben und eine kooperative Beziehung zu den »Feinden« aufnehmen, sind wir auf dem Weg der Gesundheit!
Das tiefste Geheimnis des Lachens ist zugleich das tiefste Geheimnis des Weinens, das tiefste Geheimnis der Freude zugleich das tiefste Geheimnis des Leids und das tiefste Geheimnis des Lebens ist zugleich das tiefste Geheimnis des Todes. Wir können uns diesen Mysterien nähern, sie sind erfahrbar und gehören zum Schatz unseres intuitiven Wissens, zum »Gold der Seele«. Die Frage nach den Zusammenhängen von Leben und Tod, Freude und Leid gehört zu den existenziellen Lebensfragen, die auch im Lachyoga auftauchen. Die Antworten auf diese existenziellen Fragen können nur von jedem Menschen selbst gefunden werden. Wesentlich sind die Fragen; in die Antworten wachsen wir hinein. Oder, wie es die Zen-Meister formulieren: Die Antworten sind in den Fragen bereits enthalten. Fragen sind wie Wegweiser, die uns die Richtung weisen, in der wir suchen sollen.

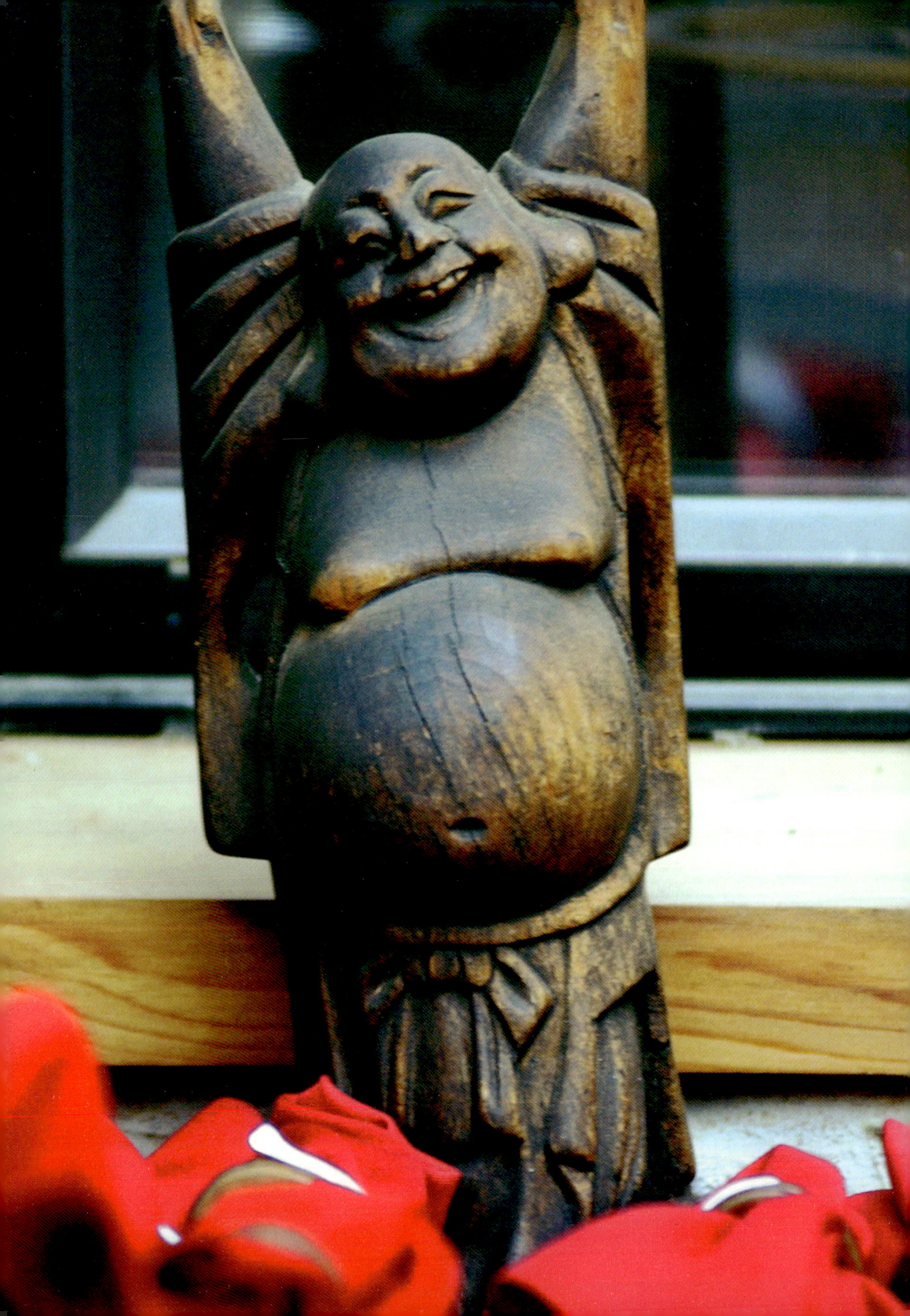

Der Übungs- und Erkenntnisweg

Die älteste Verbindung von Yoga und Lachen liegt im chinesischen Tao-Yoga. Die Übungen des Lachyoga »Sich den Bauch halten und lachen« (siehe S. 54) und »Das innere Lächeln« (siehe S. 77f.) entstammen dieser Tradition. Die Philosophie des Tao-Yoga geht von drei Kräften aus:

- Die erste wird als Kraft des Universums oder Himmlisches Chi bezeichnet; sie umfasst die Energien der Planeten, Sterne und Galaxien sowie die der Universalen Liebe. Diese unermessliche, alles durchdringende Kraft nährt die Seele, den Geist und das innere Chi jedes Lebewesens.
- Die zweite Kraft ist die Energie des Höheren Selbst oder das kosmische Chi, das sich spiralförmig in der Materie manifestiert. Diese Energie nährt alle Organe und Sinnesorgane auf der physischen Ebene.
- Die ersten beiden Kräfte werden auch als Yang-Kräfte bezeichnet; sie finden ihren Ausgleich durch die Yin-Kraft der Erde, zu der die gesamte Natur gehört.

Chi ist die universelle Lebensenergie. Alle Lebewesen, die Natur und der gesamte Kosmos werden vom Chi durchdrungen.

Das universelle Chi ist unerschöpflich, manifestiert sich jedoch in unserem begrenzten Körper. Indem wir uns mit dem universellen Chi immer wieder verbinden, können wir unseren Körper, die einzelnen Organe, unseren Geist und unsere Seele gesund erhalten. Die diesem Zweck dienende heilsame, harmonisierende Kraft des Lächelns und des Lachens wurde von den taoistischen Meistern schon früh entdeckt und praktiziert.

Mikro- und Makrokosmos

Die Philosophie des indischen Hatha-Yoga – der jüngsten der vielen Yoga-Richtungen, die sich im 6. Jahrhundert v. Chr. entwickelte – entspricht in den Grundzügen der des Tao-Yoga.

Der Hatha-Yoga geht davon aus, dass alles in der Welt Energie ist. Die verschiedenen Ausdrucksformen der Schöpfung stellen unterschiedliche Schwingungen und Verdichtungen der Bewusstseinsenergie dar, die im Sanskrit *prana* genannt wird.
Aus der Sicht des Hatha-Yoga gilt auch das Prinzip der Spiegelung: Das, was sich im Mikrokosmos finden lässt, ist auch im Universum (Makrokosmos) zu finden. Wie innen, so außen – wie oben, so unten – diese Sicht der Welt hat universellen Charakter, sie findet sich auch in der westlichen Kultur, in der Philosophie der Mystiker (u. a. bei Jakob Böhme, Meister Eckhart und Johannes vom Kreuz). Das Göttliche spiegelt sich in der Materie wider, die Materie ist die Ausdrucks- und Erfahrungsebene des Göttlichen. Dieser philosophische Hintergrund bildet auch den Hintergrund und größeren Bezugsrahmen des Lachyoga.

»Wie der Wind, obgleich er EIN Wind ist, neue Formen annimmt in allem, wohin er gelangt, so nimmt der Geist, obgleich er EIN Geist ist, neue Formen an in allem, was lebt. Er ist in allem und zugleich außerhalb.«

Katha Upanishad

Geistige Grundlagen

Die einzelnen Yogawege haben jeweils unterschiedliche Formen für den Übungsweg entwickelt. Diese bestehen nicht nur aus einer Folge von Körperübungen, sondern sie sind eingebunden in ein Lehrsystem, aus dem sich der Sinn dieser Körperübungen ergibt. Dieser Sinn umfasst wesentlich mehr, als das Lösen von Spannungen und Blockaden auf der körperlichen Ebene.
Für das geistig-seelische Gleichgewicht ist es notwendig, dass wir uns auch unseren inneren Einstellungen, unserer Weltsicht, der geistigen Ursachen unserer Stimmungen und Gemütsverfassungen, unserer Denk- Wahrnehmungs- und Verhaltensmuster bewusst werden. Das klassische indische Yoga des Patanjali gibt in den so genannten Yoga-Sutren zeitlos gültige Anweisungen, den Geist zu klären. Diese Anweisungen habe ich ins Lachyoga integriert. Das Yoga-Sutra 1.2 (»Einheit entsteht, wenn alles Fühlen und Denken zueinander findet«) ist grundlegend für die spielerischen Elemente der »Lachschritte« im Lachyoga (siehe S. 45).

Einheit von Denken und Fühlen

Die »Lachmeditation« (siehe S. 69) als wesentlicher Bestandteil des Lachyoga wurde von Osho (vorm. Bhagwan, 1931–1990), einem der bekanntesten Meditationslehrer der Neuzeit, entwickelt.

Osho war eine schillernde Persönlichkeit; einige Exzesse in seiner Lebensführung brachten ihm zeitweise einen etwas zweifelhaften Ruhm. Sein Werk jedoch wird weltweit hochgeschätzt und anerkannt, er gilt in Indien und in westlichen Fachkreisen als bedeutender Lehrer (Pandit).
In den zahlreichen von ihm entwickelten Meditationsformen weist auch er immer wieder auf Patanjali und die Einheit von Denken und Fühlen hin. Er betont im Einklang mit dem Weg des Yoga, dass man diesen Zustand nicht erreicht, indem man etwas macht, sich bemüht oder anstrengt; vielmehr muss der Geist wieder offen, neugierig und spielerisch werden. Meditation ist Sein, und das Sein lässt sich vor allem durch Freude und Entzücken, durch Staunen und ein höchstmögliches Maß an Unkonditioniertheit erreichen – Lachyoga – wie könnte es anders sein – bezieht sich darauf, das Sein genauso zu erfahren.
Da in der westlichen Welt körperliche, geistige und seelische Anspannungen vor allem durch die Ernsthaftigkeit und Seriosität, durch die Vorherrschaft und die Identifikation mit dem Verstand bedingt sind, sah Osho im Lachen eines (von vielen) Mitteln, diese Bedingtheit zu lösen und so Schritt für Schritt ein spirituell-harmonisch-lebendig-gesundes Gleichgewicht zu finden.

Der kinästhetische Sinn umfasst den Tastsinn, den Gleichgewichtssinn und die Tiefensensibilität der Muskeln und Gelenke. Über den kinästhetischen Sinn nehmen wir die Verbindung von Bewegungen mit inneren Empfindungen wahr.

Lachen und Yoga gehören zusammen

Lachyoga gehört zum Weg des Yoga, und dieser nimmt seinen Ausgangspunkt in einer sensiblen Wahrnehmung für den Körper – durch den Einklang von Bewegung und Atem – sowie in einer Schulung der Sinne, vor allem des kinästhetischen Sinns. Dies ist auch der Ausgangspunkt des Lachyoga: Der Bezugspunkt ist die Philosophie des Yoga (s. o.) mit den Lehrsprüchen des Patanjali. Der »Lachpunkt« ist der Humor, der uns befähigt, die unzähligen körperlichen, geistigen und seelischen Lachpunkte achtsam und liebevoll zu berühren und uns von diesen berühren zu lassen. Lachyoga ist ein Weg des Gewahrseins und der Achtsamkeit, der Aufmerksamkeit, der Präsenz, der Empathie, der Schulung der Sinne, des Fühlens und Spürens, ein Weg der Liebe und der Erkenntnis. Es ist zugleich ein Weg der Stille und der Ausgelassenheit; wer ihn geht, begibt sich auf die Reise zu den göttlichen Quellen der Freude.

Lachen im Einklang mit dem Weg des Yoga ist ein herzerfrischend humorvolles Lebenselixier. Tropfen für Tropfen entfaltet dieses kostbare Elixier seinen unwiderstehlichen Duft der Freude, der uns einlädt, die Liebe zum Leben in uns selbst und in der gesamten Schöpfung zu entfalten.
Lachen und Yoga verbinden uns mit dem Leben und unterstützen uns, das Leben in seiner Vielfalt und Komplexität, in seiner paradoxen Widersprüchlichkeit und unermesslichen Schönheit so zu ergreifen, dass es zu einem Instrument wird, auf dem jeder Mensch seine einzigartige Melodie spielen kann. Das Lachen ist einer von vielen Tönen dieser Melodie – ein wesentlicher! –, und er erklingt am reinsten, wenn wir ihn mit der Saite der Liebe und der Saite des Humors verbinden. Man könnte auch sagen: Nicht wir brauchen das Lachen, sondern das Lachen braucht uns, wir sind das Instrument, das es zum Klingen bringt.

»Wie es keine Weisheit ohne Güte und Liebe gibt, so gibt es keine Weisheit ohne Freude.«

K. O. Schmidt

Grundschritte des Lachyoga

Lachyoga enthält, der Natur des Lachens entsprechend, eine Fülle von humorvollen, heiter-bewegten Elementen, die ganzheitlich den Energiefluss in Körper, Geist und Seele aktivieren und die individuell harmonische Ausbalancierung der *humores* (siehe S. 19f.) wirkungsvoll fördern.
Der Natur des Yoga entsprechend, werden auch geistige Ursachen von Verspannungen und Blockaden sichtbar gemacht. Dies geschieht im Lachyoga auf heitere Art und dient dem Weg und dem Ziel, geistig-seelische Gesundheit und Lebensfreude sowie Glück und Zufriedenheit zu entwickeln.

Ganzheitliches Denken, Fühlen und Handeln

Im Folgenden soll auf einige der Ursachen von Energieblockaden und körperlichen Verspannungen eingegangen werden. Exemplarisch wird deren Lösung durch zwei Grundübungen des Lachyoga aufgezeigt. Betrachten Sie die Grundübungen als eine Einführung in ganzheitliches Denken, Fühlen und Handeln. Lassen Sie sich sowohl von dem Einführungstext als auch von den Übungen inspirieren.

Die Lösung liegt auf der Hand

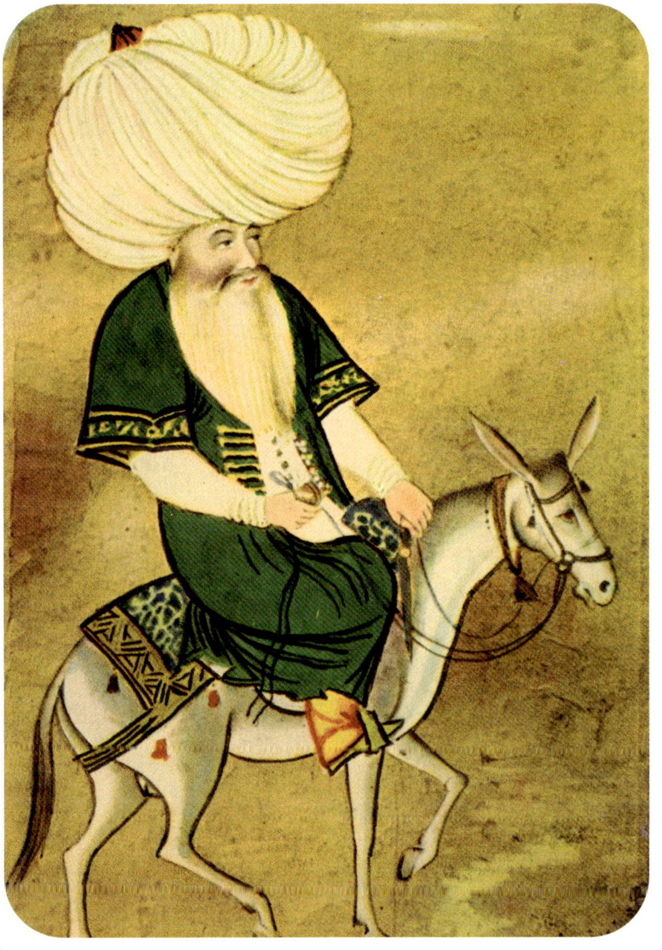

Wenn wir plötzlich und unerwartet etwas ganz Wesentliches erkennen, wird diese spontane Erkenntnis oft von den folgenden Bewegungen begleitet: Wir tippen mit der Hand an die Stirn und öffnen Arme und Hände. Wir stellen fest: AHA! – die Lösung, die wir gesucht haben, hat sich aus unserem Kopf befreit und liegt auf der Hand. Die Geste ist ebenso intuitiv wie die Lösung und das Lachen, das (manchmal) die Lösung begleitet. Ein AHA-Erlebnis ist das Ergebnis der intuitiven Lösung eines Problems oder einer Aufgabe.

Nasrudin, der weise Narr

Von Nasrudin, dem weisen Narren, wird berichtet, dass er eines Nachts auf allen vieren unter einer Laterne nach dem Schlüssel für sein Haus suchte. Ein hilfsbereiter Mensch, der gerade vorüberging, half ihm beim Suchen, konnte den Schlüssel aber auch nicht finden. Er fragte Nasrudin, wo genau er den Schlüssel verloren habe, und Nasrudin antwortete: »In meinem Haus.« »Warum suchst du dann den Schlüssel hier draußen?«, fragte der hilfsbereite Fremde. »Weil es hier heller ist«, antwortete Nasrudin, der weise Narr.

»Der weise Narr« – kein Widerspruch in sich, sondern Ausdruck einer tieferen Erkenntnis.

In der scheinbaren Unvernunft der Weisheitsgeschichte liegt die Aufforderung, auf anderen als der Verstandesebene nach Lösungen zu suchen. Die paradoxe Logik erweitert (und erheitert!) die lineare. Widersprüche lassen sich nicht mit dem Verstand lösen, sondern durch Einsicht, Intuition, Perspektivenwechsel und Humor.

Es gehört zu den existenziellen Lebensaufgaben, einen Weg aus der Verwicklung (in Widersprüche) hin zur Entwicklung von Klarheit im Denken, Fühlen und Handeln zu finden.

Es ist für »Verstandesmenschen« typisch, dass sie trotz und wegen ihrer Rationalität oft vollkommen unvernünftig handeln. Der oft beklagte Zustand der westlichen Welt ist aus dem Prinzip des »Immer-mehr-Desselben« entstanden: immer mehr Leistung, immer mehr Perfektion, immer mehr Information, immer mehr Zerstörung der Natur. Kein Wunder, dass dabei die Vernunft auf der Strecke geblieben ist!

Die verstandesorientierte lineare Logik hat zur Folge, dass wir Grenzen ziehen: Wenn etwas weiß ist, kann es nicht schwarz sein; wenn etwas gut ist, kann es nicht böse sein. Diese Grenzen finden wir in der Natur nicht: Es gibt ihrer Natur nach weder gute noch schlechte Menschen, Pflanzen und Tiere. Erst unsere verstandesmäßige Beurteilung macht die einen zu Guten und die anderen zu Bösen. Wenn wir das lineare Denken in Gegensätzen (»entweder – oder«) ablösen durch die Wahrnehmung des »sowohl – als auch«, werden aus Grenzen Unterschiede. Es macht einen großen Unterschied für unser gesamtes Leben, ob wir den Unterschied zwischen Gegensätzen als Unterschied oder als Grenze wahrnehmen.

»Die höchste Form von Intelligenz ist es, zu beobachten ohne zu urteilen.«

Krishnamurti

Einseitigkeit der Rationalität

Die westliche Kultur ist seit dem 17. Jahrhundert durch die Maxime des Philosophen René Descartes geprägt: »Ich denke, also bin ich.« Diese Maxime hat den Verstand zum Herrscher gemacht – was, wenn man sich die Folgen ansieht, nicht sehr klug war.

Unterstützt durch wissenschaftliche Erkenntnisse befinden wir uns heute auf dem besten Wege, die Einseitigkeit dieser Maxime zu überwinden; die moderne Hirnforschung hat nachgewiesen, dass Descartes sich geirrt hat. Denn ohne Gefühle sind wir erst gar nicht dazu in der Lage, vernünftige Entscheidungen zu treffen. Der Verstand ist – bildlich gesprochen und wissenschaftlich bewiesen – nicht der Vorstand unserer Entscheidungen, sondern hat lediglich die Funktion eines Beraters. Damit kommt die Hirnforschung zu Ergebnissen, die mit dem tradierten Yoga-Wissen übereinstimmen: Der Verstand ist aus der Sicht des Yoga ein guter Diener, jedoch ein denkbar schlechter Herrscher. Im Yoga wird empfohlen, den Verstand (der ein Teil des Geistes ist) stets wie einen guten Diener zu behandeln und ihm Aufgaben zu geben, die ihn beschäftigen.

Sobald der Verstand keine Aufgaben mehr hat, beginnt er, sich zu langweilen, und kommt auf dumme Gedanken. Er belästigt uns mit sinnlosem Geschwätz und Meinungen über uns selbst, andere Menschen und die gesamte Welt. Ein möglicher Weg aus dieser Gedanken-Meinungsfalle liegt im Lachen.

Wer lacht, signalisiert dem Verstand, dass anstehende Lösungen zuerst auf einer anderen als der Verstandesebene gesucht werden müssen. Sind diese Lösungen gefunden, kann der Verstand seine »Beratertätigkeit« wieder aufnehmen. Meiner Erfahrung nach akzeptiert der Verstand dies auch und genießt die lachende Denkpause, um anschließend erfrischt und gewissermaßen »mit Gefühl« neue Aufgaben zu bewältigen.

Es ist im Übrigen ein Irrtum zu glauben, unsere Gedanken würden gedacht – denn auch unsere Gedanken können letztlich nur gefühlt werden! Ist das Glas Wasser halb voll oder halb leer? Die einzig zutreffende Antwort darauf lautet: Sowohl als auch! Wenn wir unbedingt Eindeutigkeit wollen, benötigen wir pfiffige Lösungen wie beispielsweise ein kleineres Glas: Wenn wir das Wasser in ein kleineres Glas schütten, ist dies bis zum Rand gefüllt und so eindeutig zu einem vollen Glas geworden!

»Die gesamte moderne Hirnforschung weist mit Nachdruck darauf hin, dass die kognitiven Funktionen des Neocortex nur zuarbeitende »Berater« der Zentren des limbischen Systems und der anderen Bereiche im Mittel- und Stammhirn sein können.«

Gunther Schmidt

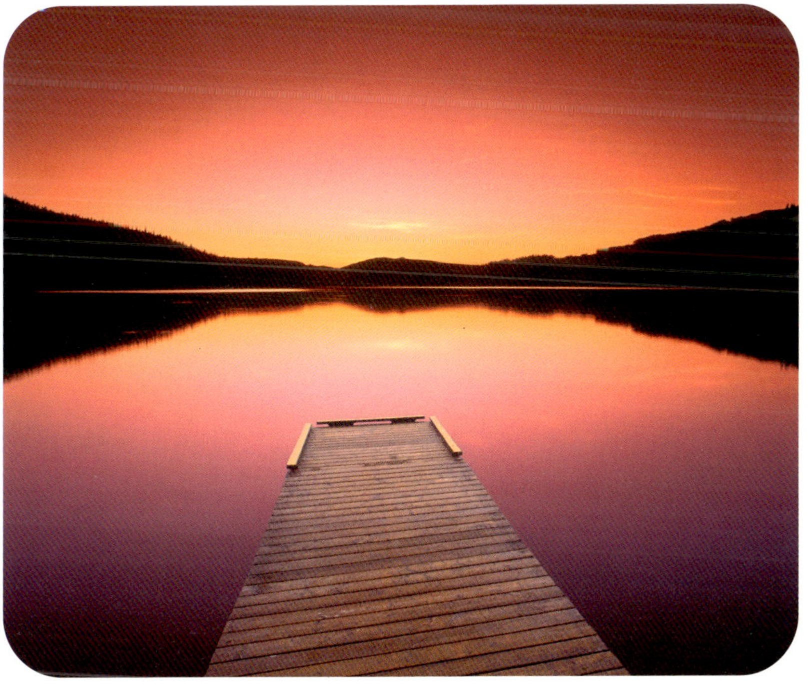

Ein Steg ist ein Weg, der – wenn wir an sein Ende kommen – aus uns entweder gute Schwimmer, geniale Erfinder oder Prediger macht. Dies gilt für Menschen beiderlei Geschlechts.

Grundübung: Gedanken lösen

Diese Übung erlaubt das Loslassen von festsitzenden Gedanken; sie macht den Weg frei für pfiffige Lösungen!

- **Schließen Sie die Augen. Legen Sie Ihre bevorzugte Hand an die Stirn, den Mittelfinger genau in die Mitte über der Nasenwurzel (an dieser Stelle befindet sich das so genannte dritte Auge, ein ganz wesentlicher Energiepunkt, der die innere Gedankenwelt für größere kosmische und auch komische Gedanken öffnet).**
- **Üben Sie mit dem Finger ein wenig Druck aus. Spüren Sie die Verbindung von Finger und Stirn, atmen Sie dabei gleichmäßig ein und aus. Atmen Sie nun ein Lächeln in das dritte Auge und nehmen Sie die positive Energie der Freude, Offenheit, Freundlichkeit, Großzügigkeit und Liebe wahr, die mit dem dritten Auge verbunden ist.**
- **Lösen Sie die Hand, indem Sie lächelnd auf »hahhhh« ausatmen.**

Lachen kann die Begrenztheit des verstandesmäßigen Denkens aufheben, wie Zucker, der sich in einem Glas Wasser löst: Es entsteht ein Lebenselixier, das uns mit dem Wunder des Lebens in Berührung bringt.

Festhalten und loslassen

Festhalten und Loslassen sind zwei Grundkräfte des Lebens, die einander bedingen. Das eine ist ohne das andere nicht möglich. In unserem Alltagsbewusstsein existieren diese Kräfte oft unverbunden nebeneinander. Unbewusst halten wir an ganz bestimmten Gewohnheiten, Vorstellungen und Verhaltensweisen fest und erwarten, dass andere Menschen sich entsprechend unserer Erwartungen verhalten. Tun sie das nicht (was ziemlich oft der Fall ist), beginnen wir zu wünschen, der andere möge seine uns störenden Verhaltensweisen loslassen. Umgekehrt, aus der Sicht der anderen, gilt das Gleiche. Das Ergebnis sind Spannungen, Streitigkeiten, Missverständnisse – und eine Lösung ist meist nicht in Sicht.

Bewertungen anderer

Ursache der Missverständnisse ist unsere unbewusste Identifikation mit ganz bestimmten Gedanken und Bewertungen von Situationen und Menschen. Da diese Gedanken wiederum mit Gefühlen verbunden sind, fühlen wir uns aufgrund unserer Gedanken und Bewertung der Ereignisse schlecht oder auch gut. Wenn wir uns gut fühlen, besteht wenig Anlass zu erforschen, warum das so ist. Fühlen wir uns schlecht, ist dies der Ausgangspunkt der Suche nach Ursachen und Möglichkeiten der Lösung. Insofern sind die schlechten Gefühle ein guter Motor für die Weiterentwicklung unseres Bewusstseins – vorausgesetzt, wir sind bereit, sie bewusst wahrzunehmen, sie zu fühlen und sie nicht zu verdrängen.

Die Sichtweise ändern

Der Perspektivenwechsel von den schlechten zu den guten Gefühlen geschieht durch Gewahrwerden. Ändern wir die Perspektive durch Loslassen der Identifikation mit dem, was wir meinen zu sein (oder auch nicht zu sein), entsteht Distanz zu den Problemen durch Nähe zu unserem Selbst. Dazu müssen wir uns in einem ersten Schritt dieser Meinungen bewusst werden; in einem zweiten Schritt verbinden wir uns wieder mit der wissenden Instanz in uns. In der Distanz zu unseren Problemen und der Nähe zu uns selbst finden wir konstruktive Lösungsmöglichkeiten für die Aufgaben des Lebens. Dies wiederum gibt uns ein gutes Gefühl!

Wie ein Pendel bewegt sich der Geist zwischen dem unendlich-göttlichen und dem individuellen Bewusstsein hin und her. Wir lassen uns bewegen – sowohl von dem einen als auch von dem anderen. Das unendliche Bewusstsein weckt in uns eine starke Sehnsucht, das irdische Leben auf die universellen Werte des Friedens, der Harmonie und der Schönheit auszurichten. Es lässt uns den Klang der Freude ahnen, der der Schöpfung zugrunde liegt.

»Probleme kann man niemals mit der gleichen Denkweise lösen, durch die sie entstanden sind.«

Albert Einstein

Grundübung: Festhalten – loslassen – loslachen

Diese Übung erlaubt den Wechsel der Perspektive und das Loslassen von eingefahrenen Denkmustern. Sie verbindet uns durch das humorvoll-weise Lachen mit der inneren Quelle der Freude.

- Schließen Sie die Augen und drehen Sie einige Mal die Handflächen von oben nach unten und umgekehrt. Führen Sie die Bewegung ganz langsam aus.
- Nehmen Sie wahr, wie die Haltung Ihrer Finger sich verändert, je nachdem, ob Sie die Handfläche nach oben oder nach unten drehen. Nehmen Sie auch Ihren Atem wahr.
- In die offene Handfläche legen Sie jetzt ein Verhalten, das Sie als störend bei sich oder anderen empfinden. Halten Sie es gut fest. Nehmen Sie wahr, dass Festhalten mit dem Anhalten des Atems

In drei Schritten gelangen Sie in der Grundübung zum befreienden Lachen.

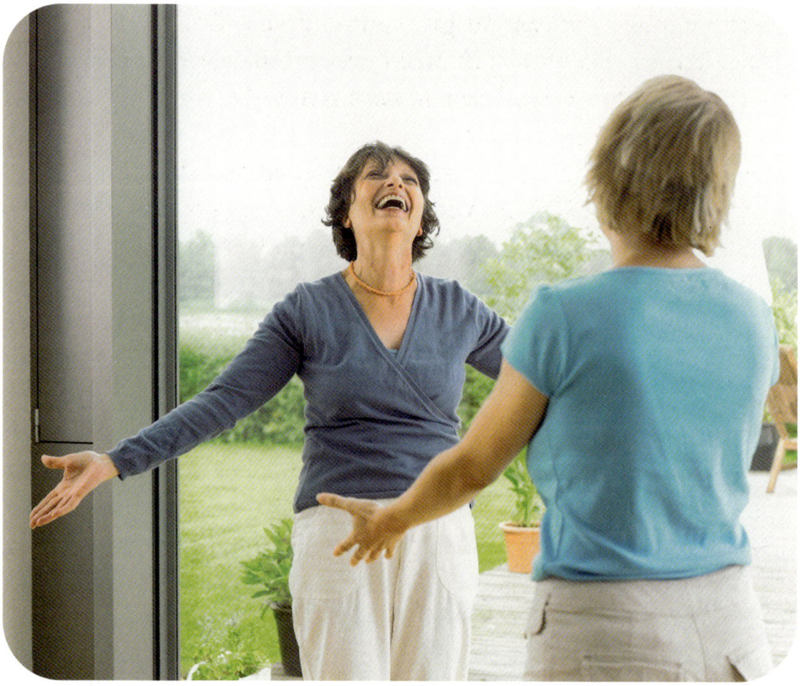

verbunden ist. Nehmen Sie auch wahr, dass mit dem störenden Verhalten, das Sie festhalten, eine ungeheure Anspannung verbunden ist (die Sie selbst erzeugen!).

- Öffnen Sie die Hände und lassen Sie die das störende Verhalten, z. B. die »Besserwisserei«mit dem Ausatmen auf »hahhhh« los.
- Schütteln Sie mit den Händen und dem ganzen Körper die Anspannung der »Besserwisserei« aus sich heraus.
- Freuen Sie sich, dass Sie die mit der »Besserwisserei« verbundene Anspannung selbst gelöst haben.
- Lassen Sie die »Besserwisserei« sich auflösen in befreitem Lachen. Das Lachen entsteht – aus meiner Erfahrung – spontan, von selbst, denn es ist mit der Lösung der Spannung verbunden und zugleich ist es ein Lachen über die eigene Torheit, die uns immer wieder dazu verleitet, uns mit Dingen und Verhaltensweisen zu identifizieren. Das Lachen über die eigene Torheit ist ein liebevolles, ein heiteres Lachen! Kein anderer Mensch, nur Sie selbst entscheiden, wie viel oder wenig Sie lachen, kein anderer Mensch, nur Sie selbst entscheiden darüber, was Sie festhalten und was Sie loslassen wollen.
- Spüren Sie das Gefühl der Gelöstheit, das sich wohltuend in Ihnen ausbreitet.

Körperhaltungen und Bewegungen können uns Aufschluss über unsere Lebenshaltung geben.

- **Kehren Sie wieder zum Ausgangspunkt zurück: Drehen Sie Ihre Handflächen von oben nach unten, und nehmen Sie den Unterschied zwischen Festhalten und Loslassen wahr.**

Falls Sie jemals gehört haben sollten, es sei gut, das Lachen bei dieser oder anderen Übungen vorzutäuschen – vergessen Sie es! Bleiben Sie bei sich, bei Ihrer Wahrnehmung und Ihren Gefühlen. Nur so entwickeln Sie Ihre eigene Wahrheit, Achtsamkeit und Freude! Diese Grundübung können Sie für sich allein ausprobieren, jedoch entfaltet sie ihre Kraft am besten in einer Gruppe. Es ist sehr wohltuend zu erfahren, dass wir alle gleichermaßen törichte Gedanken haben und schlau genug sind, sie auch wieder loszulassen.
Der Transfer dieser Übung in den Alltag könnte so aussehen: Im nächsten »Besserwisser«, der Ihnen über den Weg läuft, erkennen Sie Ihre eigenen besserwisserischen Gedanken, atmen tief durch und schmunzeln sich selbst erkennend ein wenig. Sie lassen die besserwisserischen Gedanken los und fühlen sich frei, den »Besserwisser« als menschliches Wesen zu erkennen, das mit Fehlern, Schwächen und Stärken ausgestattet ist – genau wie Sie selbst. Ich wünsche Ihnen, dass Ihnen das gelingt!

»Weniger wissen und mehr lieben steht höher im Kurs als mehr wissen und nicht lieben.«

Erasmus von Rotterdam, *Lob der Torheit*

Das einzig Beständige – der Wechsel

Sie können die Übung »Festhalten – loslassen – loslachen« aus purer Freude an der Bewegung ausführen oder als Prävention gegen aufkommenden Stress – so kann die Geste der nach oben und unten geführten Hände zu mehr Gelassenheit in Ihrem Alltag führen. Sie können die Übung auch nur in Gedanken ausführen. Das Gefühl der Leichtigkeit dieser Geste ist mit dem parasympathischen Nervensystem verbunden, das für Entspannung im Organismus sorgt. Das Festhalten und Loslassen dagegen ist mit dem sympathischen Nervensystem verbunden, das für Anspannung sorgt. Sie selbst haben es in der Hand, diese Kräfte in ein Gleichgewicht zu bringen. Außer der »Besserwisserei« können Sie in dieser Grundübung z. B. auch Hemmungen, Ärger, Angst, Wut, Neid, Groll oder ähnliche ungute Gefühle festhalten und lachend loslassen. Die Krönung der Weisheit ist es, auch die Freude, das Lachen und die Weisheit festzuhalten und loszulassen, denn es gibt auf dieser Welt nichts, was wir festhalten könnten. Leben ist Bewegung, Wechsel und Wandel, im Inneren wie im Äußeren!

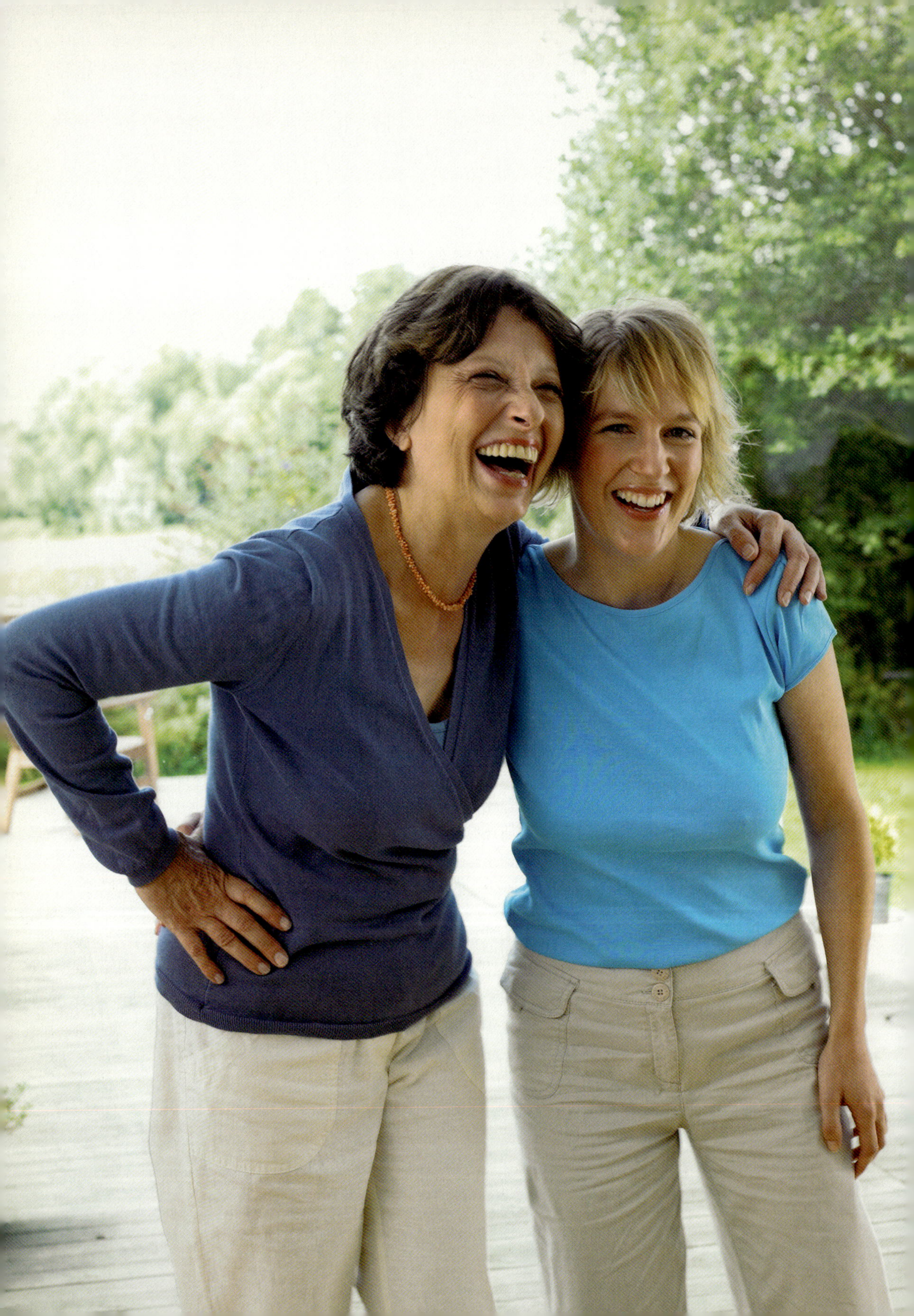

Lachschritte

Die Lachschritte sind die »Asanas« des Lachyoga, d.h. der praktische, körperbezogene Übungsteil des Yoga. Ich setze »Asanas« bewusst in Anführungszeichen: Die dynamisch-bewegten »Asanas« im Lachyoga gleichen einem Tanz mit vielen Schritten und Variationen zum Thema »Lebensfreude«. Man könnte es auch mit einem Musikstück vergleichen, dessen Grundthema – der Zusammenklang von Atem, Stimme, Bewegung und Lachen – in vielen verschiedenen Variationen gespielt wird.

Lachen in der Gruppe

Es versteht sich fast von selbst, dass diese »Musik« Mitspieler braucht, um ihren vollen Klang zu entfalten. Die Gruppengröße liegt zwischen 12 und 18 Mitlacher/innen; in dieser Größenordnung kann man sich noch wohl fühlen, jeder Einzelne kann den anderen noch als Mensch persönlich wahrnehmen.

Die Lachschritte können Sie zunächst auch allein ausprobieren, jedoch bringen sie wesentlich mehr Vergnügen, wenn Sie mindestens zu zweit sind. Es ist wie beim Walzertanzen: Sie können einzelne Schritte allein üben, das Vergnügen am Dreivierteltakt beginnt aber meist erst, wenn noch eine weitere Person mitschwingt.

Da ich oft mit Menschen arbeite, die in ihrer Bewegungsfähigkeit eingeschränkt sind, möchte ich darauf hinweisen, dass dies kein Hinderungsgrund ist, die Lachschritte nicht »mitzutanzen«. Führen Sie die Bewegungen in dem Rahmen aus, wie es sich für Sie leicht anfühlt.

Falls Sie eine starke Bewegungseinschränkung haben, können Sie die Lachschritte auch nur im Geist ausführen. Stellen Sie sich die einzelnen Schritte einfach vor und lachen Sie mit.

Vorstellung und Bewegung

Vorstellungen über Bewegungen werden in Gehirnbereichen gespeichert, die die Ausführung von Muskelbewegungen steuern. Sowohl durch die tatsächliche Auslösung einer Bewegung als auch durch die Erinnerung daran kommt es zu einer Ausschüttung von Neuronen. Da in den Lachschritten so viele propriorezeptive sensorische und motorische Nervenbahnen angesprochen werden, werden sowohl die Vorstellung der Bewegung und die Erinnerung daran, als auch die tatsächliche Bewegung sehr intensiv erlebt. Vorstellung, Erinnerung und tatsächliche Ausführung sind gleichermaßen mit der Ausschüttung von Neuronen verbunden.

Der Bereich im Gehirn, der Bilder von Muskelbewegungen speichert, wird durch die Vorstellung der Bewegung, die als Bild erlebt wird, stimuliert und übermittelt Botschaften an den Hypothalamus (Teil des Zwischenhirns). Dieser aktiviert das autonome Nervensystem, das den gesamten Körper umfasst und praktisch mit jeder Zelle Kontakt hat. Umgekehrt registriert das Gehirn auch die tatsächlich ausgeführte Bewegung und übermittelt die entsprechende Botschaft an den Hypothalamus. Egal ob die Bewegungen der Lachschritte tatsächlich oder in der Vorstellung ausgeführt werden – sie entfalten auf jeden Fall ihre heilsam-heitere Wirkung!

Über die Bewegungsfolgen in den Lachschritten werden propriorezeptive sensorische und motorische Nervenbahnen angesprochen, d. h. Sinneszellen innerhalb des Organismus, die Impulse sowohl in die ausführenden Organe (Hände, Füße, Arme, Beine etc.) als auch von diesen zurück ins Gehirn leiten und so die Empfindung der Bewegung mit deren Ausführung verbinden.

Die Lachschritte sind wie eine Landkarte, die das Land des Lachyoga umschreibt. Sie können das Land nur kennen lernen, indem Sie es selbst erkunden. Ihre eigene individuelle Befindlichkeit, Konstitution, Kondition, Wahrnehmung und Kreativität erschaffen das »Lachland«.

Ganzheitliche Wirkung

Die im Folgenden vorgestellten Lachschritte habe ich intuitiv aus einer Fülle von etwa 300 Lachschritten ausgewählt. Intuition bedeutet, innerhalb eines Systems auswählen zu können, in dem ein Mensch viel Erfahrung hat. Das latente Genie in uns allen ist in der Lage, ein uns interessierendes Grundthema mit Geduld, Hingabe, Ausdauer und Kraft immer weiter zu entwickeln, es zu variieren und dabei auch noch unglaublich vergnügt zu sein.

Gemeinsam ist allen Lachschritten, dass sie ganzheitlich die Lebensfreude aktivieren, die Gedanken klären, die Atmung vertiefen und Gefühle harmonisieren. Die ganzheitliche Wirkung besteht individuell aus wesentlich mehr Faktoren, denn jeder Mensch ist nicht nur einzigartig, sondern ein sich ständig neu ausbalancierendes Energiesystem. Finden Sie heraus, wie einzelne Lachschritte wirken oder wie eine gesamte Schrittfolge wirkt – es könnte sein, dass sich die Wirkung von Tag zu Tag ändert!

Wesentlich ist: Sie können bei den Lachschritten nichts falsch machen. Es geht um die wohltuende und gerade deshalb effektive Erfahrung, etwas ohne Anstrengung zu lernen.

Sollten Sie dieses Buch lesen, während Sie im Krankenhaus liegen und gerade frisch operiert wurden, stärken Sie Ihre Selbstheilungskräfte am besten mit dem »Inneren Lächeln« (siehe S. 75ff.) oder mit der Vorstellung der Lachschritte. Es gibt keinerlei Einschränkungen, solange Sie achtsam vorgehen und die Bewegungen in dem Rahmen ausführen, der Ihrer derzeitigen Konstitution entspricht.

Es könnte gut sein, dass die Lachschritte und die im nächsten Kapitel folgende Lachmeditation Ihre Fantasie, Intuition, Spielfreude und Kreativität wecken, und Sie weitere heitere Schritte für Ihr ganz persönliches Leben finden und entwickeln, die es mit Fröhlichkeit bereichern.

Einige Übungen der Lachschrittfolgen können Sie allein, andere nur mit einem oder mehreren Partnern ausführen. Übungen, die Sie ausschließlich allein durchführen können, finden Sie ab S. 73.

Innerer Zusammenhang

Die folgenden Lachschritte sind so aufgebaut, dass sich ein Fluss von einer Bewegung zur nächsten ergibt. Dieser Bewegungsfluss ist ganz entscheidend für unser Wohlbefinden; aus diesem Grund wurden die Lachschritte auch nicht durchnummeriert. Immer wenn ein neuer Schritt beginnt, wurde ein ☺ gesetzt. Die Dauer der Lachschrittfolge beträgt etwa 30 Minuten.

Freie Übungsauswahl

Im Folgenden sind zwei Lachschrittfolgen konzipiert. Sie können jedoch jederzeit einzelne Lachschritte aus der einen Folge mit denen der anderen kombinieren.

Die Lachschritte unterscheiden sich in ihrer Dynamik: Manche sind laut und sehr dynamisch, andere stiller und von ruhigerer Bewegungsart. Dies ergibt ein Wechselspiel von unterschiedlichen Kräften: Einmal sind Sie mehr bei sich, ein anderes Mal mehr mit der Gruppe verbunden.

In der Mitte der Gruppe befindet sich die heilsame Kraft des Lachens, des Yoga und des Humors. Stellen Sie sich diese Kraft wie einen Maibaum vor; jeder aus der Gruppe ergreift symbolisch ein buntes Band dieses Maibaums, und die Lachschritte können beginnen. In den Upanishaden heißt es: »Wenn der Tanz beginnt, ist da nur der Tanz und kein Tänzer mehr.« Bleiben Sie während der Lachschritte mit Ihren Bewegungen und Ihrem Geist, mit Ihrer Seele verbunden. Sprechen Sie möglichst nicht, denn die Lachschritte kommen überwiegend ohne Worte aus; dies dient der einheitlichen Verbindung von Körper und Geist. Als ethische Grundregel gilt bei allen Übungen: Wir lachen uns an, nicht aus; wir lachen miteinander, nicht übereinander.

Wesentlich für die heilsame Wirkung der Lachschritte ist, dass Sie – so, wie Sie sich beim Tanz dem Tanz hingeben – sich beim Lachen dem Lachen hingeben.

Lachschrittfolge 1

Der erste Lachschritt »Im Körper ankommen« spricht das sensorische Gewahrsein an. Er führt von der äußeren Welt zurück in die innere, in das Reich des Empfindens, und lässt Sie in Ihrem Körper heimisch werden. Er lässt Sie bei sich selbst ankommen, löst Verspannungen im Schulter-Nacken-Bereich, entspannt Gesichtsmuskulatur und Augen und wirkt beruhigend auf die Hirnnerven.

☺ Im Körper ankommen

- Stellen Sie sich aufrecht hin, die Beine sind etwa hüftbreit auseinander. Spüren Sie den sicheren Stand Ihrer Füße am Boden.
- Führen Sie die Arme nach oben. Atmen Sie dabei ein und – nach einer kleinen Pause – auf »hahhhhh« wieder aus. Seufzen, stöhnen oder gähnen Sie beim Ausatmen – Gähnen z. B. ist ein sicheres Zeichen des Körpers, dass sich (Ver-)Spannungen lösen.
- Strecken Sie einen Arm nach vorn aus und klopfen Sie mit der anderen Hand auf der Außenseite des Arms vom Handgelenk zur Schulter. Lassen Sie die Hand auf der Schulter ruhen und spüren Sie die Verbindung von Hand und Schulter.
- Genießen Sie es, sich schmunzelnd selbst auf die Schulter zu klopfen. Nehmen Sie wahr, wie wohltuend diese Bewegung ist, und schenken Sie sich selbst mit dieser Bewegung ein Lob.
- Wenn Sie mögen, können Sie das Lob durch Worte begleiten (»Sehr gut!« »Ausgezeichnet!« »Exzellent!«).
- Klopfen Sie auf der Innenseite des Arms zurück zur Handfläche. Klopfen Sie die Handfläche und gönnen Sie sich außer dem Lob auch noch einen Applaus.

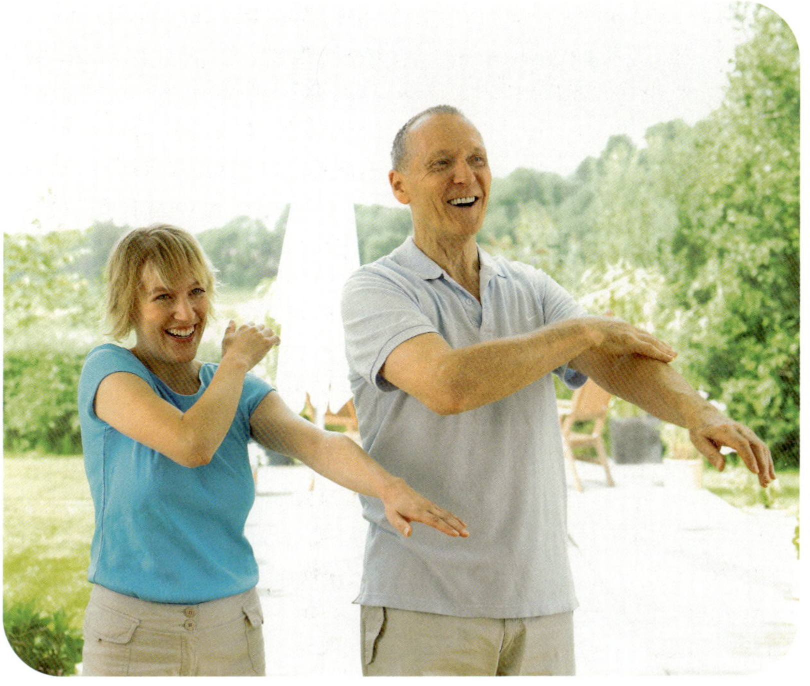

Eine sanfte Berührung und ein liebevolles »Sich-auf-die-Schulter-Klopfen« wecken das Körper- und Selbstbewusstsein.

Stressbedingte Verspannungen manifestieren sich häufig im Schulter-Nacken-Bereich. Indem Sie sich liebevoll auf die Schulter klopfen, erinnert sich Ihr Körper daran, an dieser Stelle Spannung loszulassen. Würden Sie sich ganz ernsthaft auf die Schulter klopfen, mit dem Ziel, Verspannungen zu lösen, würde Ihr Körper das nicht so schnell begreifen, denn auf diese Art arbeitet »nur« der Verstand. Lassen Sie den Verstand aus dem Spiel und vertrauen Sie der intuitiven Weisheit des Körpers. Die Handinnenflächen sind äußerst sensibel; sie umfassen ebenso wie die Fußsohlen eine Fülle von Punkten, die den Energiefluss im Körper anregen.

- **Wenden Sie sich mit den Händen der Rückseite des Körpers zu. Klopfen Sie, am unteren Rücken beginnend, Ihre Beine bis zu den Füßen. Klopfen Sie dann auf der Vorderseite der Beine wieder nach oben und lassen Sie die Hände auf dem Bauch ausruhen.**
- **Atmen Sie mit geöffnetem Mund einige Male den Laut »ha«, sodass Sie spüren können, wie sich Ihr Bauch bewegt. Wandern Sie mit den Händen zum Brustkorb und klopfen Sie den Brustkorb unterhalb des Schlüsselbeins, indem Sie ein »hahhh« dazu tönen (diese Bewegung aktiviert die Thymusdrüse).**

Im Tao-Yoga wird die Thymusdrüse »Haus des Herzens« genannt, denn das Herzzentrum befindet sich innerhalb der Thymusdrüse. Physiologisch stimuliert die Thymusdrüse die Produktion von weißen Blutkörperchen (unsere körpereigene Abwehr gegen Krankheit und Infektion).

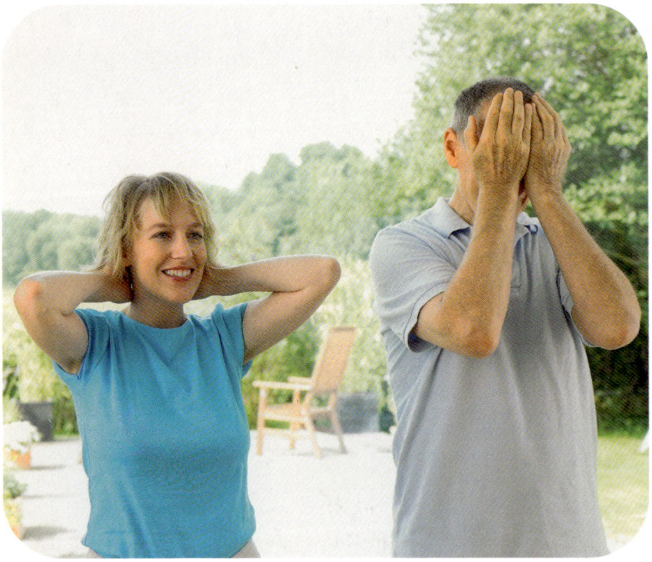

So wecken Sie Ihre Lach- und Lebensenergie: den Nacken massieren, die Augen entspannen und die Zunge lockern.

- Reiben Sie nun die Hände aneinander und streicheln Sie sanft Ihr Gesicht. Schließen Sie die Augen und legen Sie die Hände vor die Augen. Bewegen Sie die Augen in kleinen, fließenden Bewegungen (nicht ruckartig!) hinter den geschlossenen Lidern hin und her, als wären die Augen Pinsel, die von innen die Augenlider anmalen – am besten in Ihrer Lieblingsfarbe. Lassen Sie Ihren Augen für diese Bewegung viel Zeit.
- Streicheln Sie Ihr Gesicht und öffnen Sie die Augen mit einem Lächeln.
- Massieren Sie die Kopfhaut und wecken Sie den »Schalk im Nacken«, indem Sie den Nacken sanft ausstreichen. Heben und senken Sie die Schultern einige Male; diese körpersprachliche Geste bedeutet: »Ich habe keine Ahnung.« Genießen Sie das Luxusgefühl, keine Ahnung, davon aber jede Menge zu haben, und gehen Sie ahnungslos den Körper ausschüttelnd durch den Raum.
- Bewegen Sie auch Ihre Zunge mit leichten Rollbewegungen, Tönen und geöffnetem Mund. Sollte Ihnen das komisch vorkommen: um so besser! Sollte sich Ihr innerer Kritiker melden und Ihnen mitteilen, dass solche Bewegungen verboten sind, hören Sie nicht auf ihn. Besorgen Sie ihm in Gedanken ein Flugticket auf eine wunderschöne einsame Insel und gönnen Sie dem Kritiker einen langen Urlaub. Schneiden Sie, während Sie durch den Raum gehen, Grimassen – das kostenlose Lifting strafft die Muskulatur und entspannt die Gedanken.

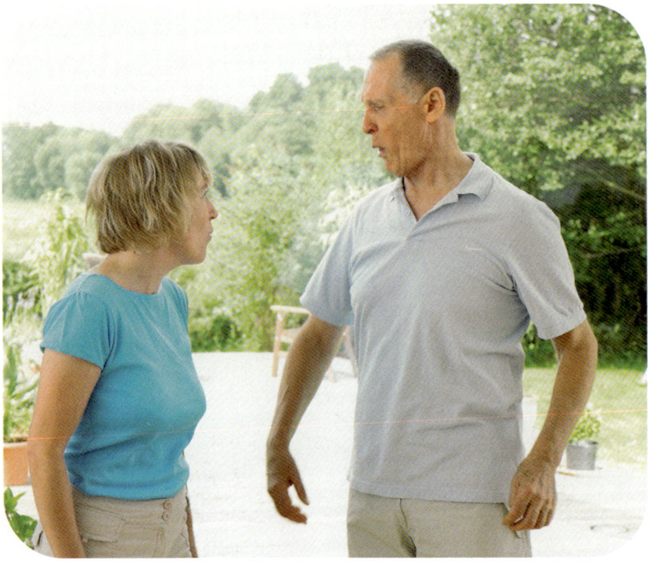

- Spielen Sie bei dieser Übung immer wieder mit den unterschiedlichen Bewegungen, mit dem Tempo, mit dem Rhythmus. Wenn Ihr Körper sich genug ausgeschüttelt hat (auch vor Lachen, denn das Lachen entsteht während all der Bewegungen), finden Sie wieder Ihren Ruhepol, den sicheren Stand (siehe S. 48). Atmen Sie zum Abschluss der Übung wie am Anfang ein und aus und gehen Sie zum nächsten Lachschritt über.

Atmen Sie zwischen den einzelnen Lachschritten immer wieder tief durch: Dies pendelt das harmonische Gleichgewicht zwischen Ruhe und Bewegung ein.

☺ Hände schütteln

- Gehen Sie durch den Raum. Schütteln Sie ausgiebig Ihre Hände aus und folgen Sie den Bewegungen der Hände mit dem Körper. Begleiten Sie Ihre Bewegungen mit den rhythmisch gesprochenen Lauten »ho ho ha ha«. Spielen Sie mit Ihrer Stimme; das »ho ho ha ha« kann laut, leise, hoch, tief, langgezogen oder kurz sein.
- Falls Sie diese Übung in der Gruppe oder mit einem Partner durchführen und Ihre Hand einer anderen Hand begegnet, schütteln Sie diese Hand und lachen oder lächeln Sie den Menschen an. Falls Sie die Übung allein ausführen, ergreifen Sie Ihre eigene Hand und schließen Sie so Ihren eigenen Energiekreislauf.
- Kommen Sie wieder zur Ruhe, finden Sie einen sicheren Stand und atmen Sie tief ein und aus (siehe S. 48)

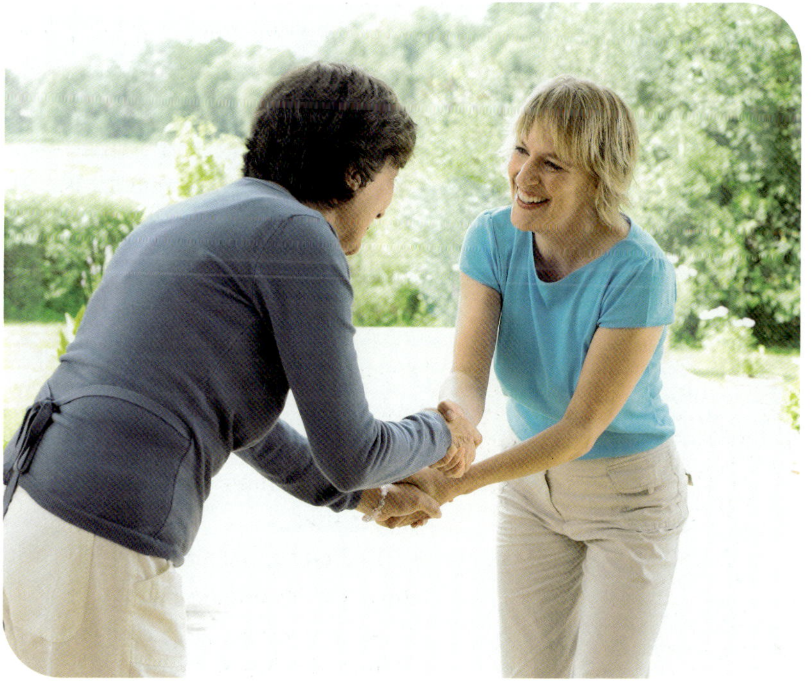

Einfaches Händeschütteln wird im Lachyoga zu einer humorvoll-heiteren Begegnung.

☺ Lachvitamine trinken

- Die folgende Übung können Sie im Sitzen oder Stehen durchführen. Stellen Sie sich vor, in jeder Hand ein Glas zu halten. Das Glas der rechten Hand ist mit hochpotenziertem »Lachvitamin A« gefüllt. Schütten Sie das Lachvitamin A mit lautem »ahhh« in das leere Glas der linken Hand. Schütten Sie es wieder in das Glas der Ausgangshand zurück und anschließend noch einmal in das Glas der linken Hand (aller guten Dinge sind drei!).
- Öffnen Sie den Mund und trinken Sie mit »aahhhaa« das köstliche Lachvitamin. Lassen Sie es durch Ihre Kehle in Ihren Bauch fließen und nehmen Sie wahr, wie sich der Bauch dabei freudig bewegt.
- Nehmen Sie als nächstes ein »Lachvitamin O« in der gleichen Weise, und anschließend noch ein »Lachvitamin I« – dieses trinken Sie jedoch nicht, sondern schütten es mit fröhlichem »hihihi« über die Schulter nach hinten.

»Lachvitamine« stärken die Organe mit der kraftvollen Schwingung der Vokale.

Alle Vokale stehen in Resonanz mit unseren Organen: das A mit dem Herz, das O mit dem Sonnengeflecht (Solarplexus), das I mit dem Kehlkopf. Die Arbeit mit den Vokalen versorgt diese Zentren mit Energie.

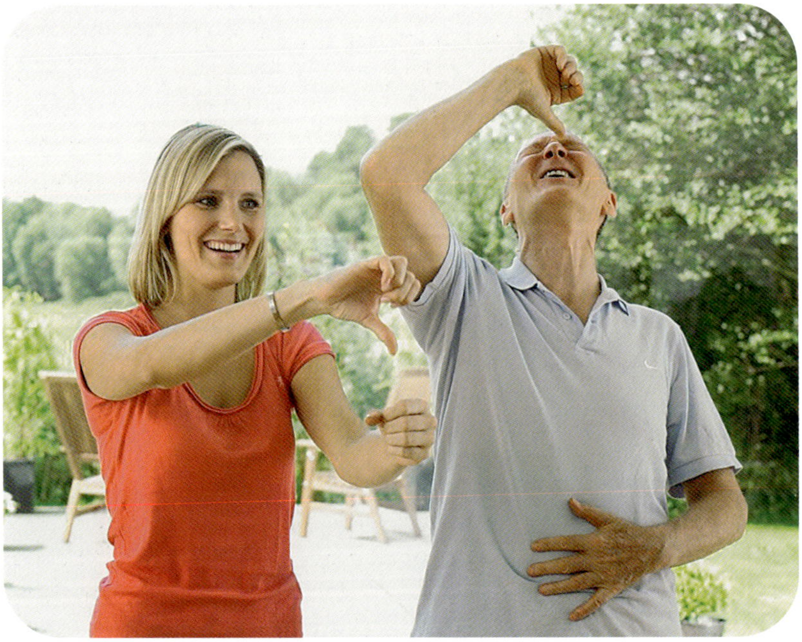

Lachvitamine mischen, trinken und lachen – das steigert den Lebensgenuss und vertreibt Ärger und Verdruss.

☺ Ho Ho Ha Ha Ha

- Klatschen, genauer: patschen, Sie vor Freude in die Hände, wie Kinder es tun, mit gespreizten Fingern. Klatschen Sie rhythmisch auf »ho ho ha ha ha«.

Dies ist ein archaisches Ritual der Freude, das die Einzelseele mit der Gemeinschaftsseele des Stammes verbindet. Hüpfen Sie ausgelassen und voller Freude auf diesen Rhythmus durch den Raum.

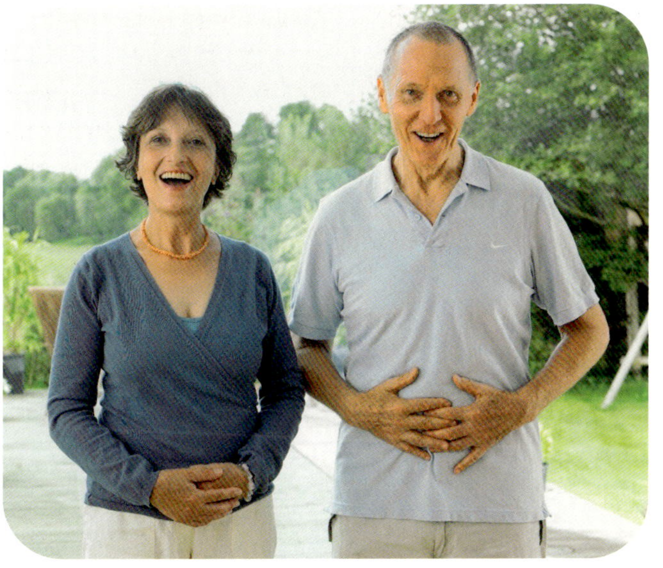

Die stoßartige Ausatmung auf HA vertieft die Atmung, regt die Verdauung an und harmonisiert unsere Gefühle.

☺ Lachkreis

- Diese Übung können Sie nur in der Gruppe durchführen. Kommen Sie zu einem Kreis zusammen, fassen Sie sich an den Händen, schwingen Sie die Arme mit »ho ho« vor und zurück und mit »ha ha ha« nach oben.
- Lösen Sie die Hände und schicken Sie die Freude in die Welt.
- Atmen Sie zum Abschluss tief ein und aus (siehe S. 48).

☺ Lachen aus dem Bauch

- Legen Sie die rechte Handfläche auf den Bauch und die linke Handfläche darüber.
- Atmen Sie lächelnd und schnuppernd durch die Nase ein und aus. Der Bauch zieht sich dabei nach innen, das Zwerchfell nach oben.
- Atmen Sie auf »hahhhhh« aus.
- Atmen Sie wieder langsam ein und aus. Spüren Sie, wie der Bauch sich dabei nach außen und beim Ausatmen nach innen wölbt.

Dies ist eine Zwerchfellatemübung aus dem indischen Yoga und wird Kapalabhati genannt (*kapala* = Schädel, *bhati* = Licht). Diese und die folgende Übung eignen sich gut als Einzelübung für den »Hausgebrauch«. Beide Übungen vertiefen die Atmung, reinigen, klären die Gedanken und harmonisieren die Gefühle.

☺ Sich den Bauch halten und lachen

- Legen Sie die rechte Handfläche auf den Bauch und die linke Handfläche darüber. Reiben Sie den Bauch mit einem genießerischen »mmmhhhh«, als freuten Sie sich auf ein gutes Essen.
- Öffnen Sie den Mund, lassen Sie den Unterkiefer sinken. Atmen Sie durch die Nase ein und mit stoßartigem »ha ha ha ha« aus.
- Beugen Sie sich beim nächsten Ausatmen ein wenig nach vorn, halten Sie sich den Bauch und lachen Sie – aber erst, wenn der Bauch zu wackeln beginnt.
- Diese Übung können Sie verfeinern, indem Sie sich weiterhin den vor Freude wackelnden Bauch halten und in sich hineinkichern. Sollte Ihnen das komisch vorkommen: um so besser!

»Sich den Bauch halten und lachen« ist eine Übung aus dem chinesischen Tao-Yoga. Die taoistischen Meister erkannten die Kraft des Lächelns und des Lachens, die die Lebensenergie Chi in Bewegung bringt. Sie halten sich seit 6000 Jahren den Bauch und lachen. Da Gereiztheit und schlechte Stimmung im Tao-Yoga als erste Anzeichen dafür gelten, dass der Energiefluss in den Organen blockiert ist, empfehle ich Ihnen, sich ohne lange zu überlegen bei diesen ersten Anzeichen den Bauch zu halten und zu lachen (zumindest in der Vorstellung).

Sich vorbeugen, sich den Bauch halten und lachen ist eine jahrtausendealte Tradition des Tao-Yoga, um Krankheiten vorzubeugen und die Gesundheit zu erhalten.

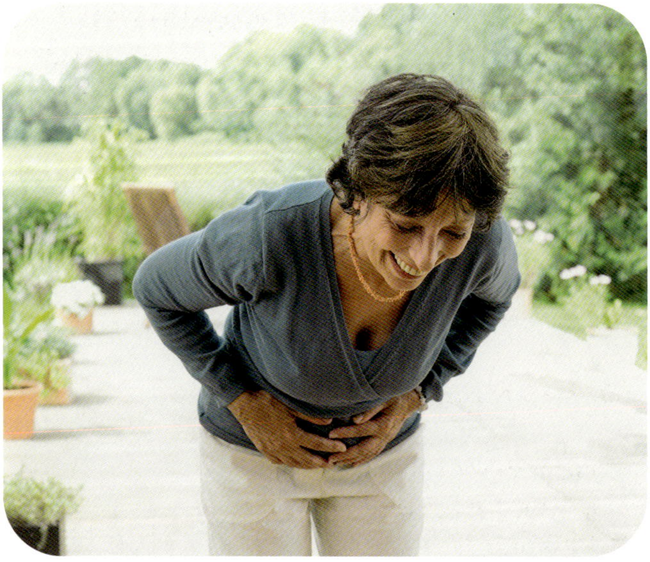

Erste Entscheidungen kommen, wie Wissenschaftler herausgefunden haben, tatsächlich aus dem Bauch. Diese sind mit instinktiven Gefühlen gegenüber Menschen und Dingen verbunden; es lohnt sich also, auf die »Bauchstimme« zu hören.

Sie können diesen Lachschritt auch als Übung mit Ihrem Lebenspartner durchführen oder mit einem Mitglied Ihrer Lachgruppe, mit dem Sie schon sehr vertraut sind: Wenden Sie sich diesem Menschen zu, umarmen Sie ihn und lachen Sie gemeinsam »Bauch an Bauch«. Diese Übung schafft zusätzliches Vertrauen.

☺ Festhalten – loslassen – loslachen

Den Lachschritt »Festhalten – loslassen – loslachen« finden Sie auf S. 41ff. Er bietet sich an dieser Stelle der Bewegungsabfolge besonders gut an, Sie können aber auch sofort zur nächsten Übung übergehen.

☺ Wohlgefühl duschen

- Diese Übung können Sie sowohl im Stehen als auch im Sitzen durchführen. Atmen Sie tief ein und begleiten Sie den Atem mit einer kraftvollen Bewegung der Arme.
- Halten Sie den Atem kurz an und atmen Sie anschließend auf »hahhhh« aus. Die Ausatmungsphase sollte länger sein als die Einatmungsphase.
- Atmen Sie mit dem nächsten Atemzug Kraft ein und Wohlgefühl aus. Sie atmen die Kraft ein und diese wandelt sich in Wohlgefühl, das Sie wieder ausatmen. Wiederholen Sie das Ein- und Ausatmen dreimal.
- Greifen Sie anschließend mit beiden Händen locker, leicht und spielerisch in das ausgeatmete Wohlgefühl hinein. Spüren Sie das Wohlgefühl? Wie fühlt es sich an? Hat es eine Farbe, einen Klang, einen Geruch? Nehmen Sie das Wohlgefühl mit allen Sinnen wahr. Lassen Sie sich für die Wahrnehmung dessen, was für Sie Wohlgefühl bedeutet, Zeit. Nehmen Sie einfach nur wahr, teilen Sie Ihre Wahrnehmung nur mit Eigenschaftsworten mit (»gut«, »weich«, »zart« etc.).
- Nehmen Sie die innere Gestimmtheit wahr, die die Empfindung von Wohlgefühl begleitet.
- Nehmen Sie nun das Wohlgefühl und gießen Sie es wie eine warme Dusche über sich. Grinsen, schmunzeln, kichern, prusten, lachen und/oder lächeln Sie unter dieser fantastischen Dusche, reiben Sie

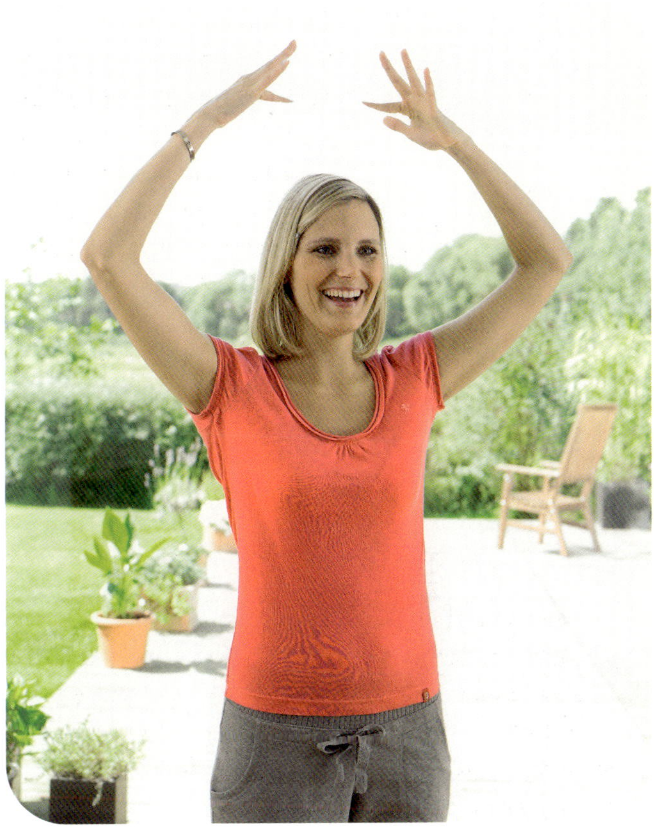

Aus den Fingerkuppen Wohlgefühl auf den Körper rieseln lassen wirkt wie eine Energiedusche für den gesamten Organismus

das Wohlgefühl, das Sie ausgeatmet haben, wieder in Ihren Körper ein, schließen Sie die Augen und spüren Sie mit einem Lächeln, wie sich das Wohlgefühl in Ihnen ausbreitet.

☺ Das Lachzentrum finden

Es gibt unendlich viele Lachzentren auf der Welt und unendlich viele Lachenergiepunkte in unserem Körper. Und es gibt tatsächlich ein Lachzentrum, das ursächlich unser eigenes Lachen auslöst. Sie finden es mit der folgenden Übung.

- **Schütteln Sie die Hände und machen Sie eine lockere Faust. Spreizen Sie Daumen und Zeigefinger ab, zeigen Sie auf sich und lachen Sie.**

Den Lachschritt »Gedanken lösen« finden Sie als Grundübung auf S. 40. Er bietet sich an dieser Stelle der Bewegungsabfolge harmonisch an.

☺ Gedanken lösen

☺ Wie ein Löwe lachen

Im Yoga gibt es die schöne Bewegungsfolge »Simha mudra«, aus der der folgende Lachschritt abgeleitet ist. Diese Übung sollten Sie am besten in der Gruppe durchführen.

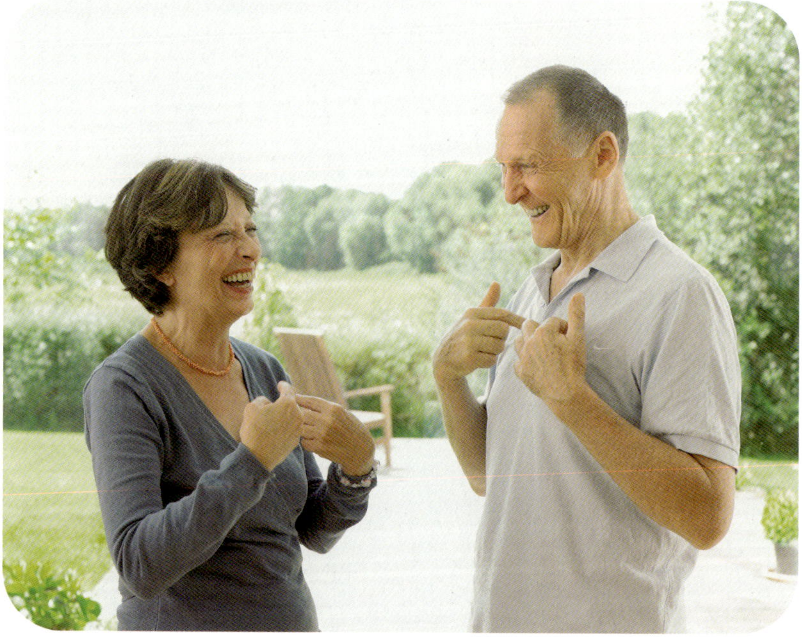

Jeder Mensch hat in sich ein einzigartiges Zentrum der Lebensfreude!

- Legen Sie beide Hände auf den Bauch, das Zentrum der Löwenkraft. Reiben Sie Ihren Bauch und wecken Sie die Löwenkraft: Verwandeln Sie Ihre Hände (mit der Kraft Ihrer Fantasie) in Löwenpranken, öffnen Sie den Mund zum Löwenmaul, strecken Sie die Zunge weit heraus (ein Zeichen von Macht) und lachen Sie mit Löwenkraft die anderen »Löwen« an.
- Bewegen Sie sich durch den Raum und spüren Sie, wie die Löwenkraft Ihre Bewegungen und Ihre Stimmung beeinflusst.

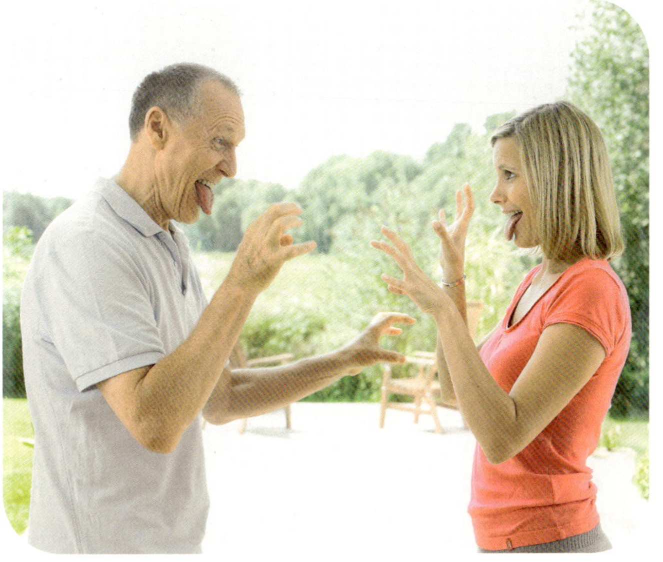

Lachende Löwen sind friedlich; sie greifen andere Löwen nicht an, versetzen diesen jedoch spielerische Prankenhiebe (oder versuchen es zumindest). Das Löwenlachen ist in seinen Bewegungen sehr kraftvoll! Durch das Herausstrecken der Zunge werden zusätzlich die Mandeln, die »Immunagenten« des Körpers, aktiviert.

Das »Löwenlachen« (Abbildung oben) ist eine spielerische Begegnung und Herausforderung, bei der es nicht um physische, sondern um psychische Stärke geht.

Ende der Lachschrittfolge

- Zum Abschluss von Lachschrittfolge 1 führen Sie erneut den Lachschritt »Ho Ho Ha Ha Ha« (siehe S. 53) durch. Kommen Sie danach wieder zur Ruhe und atmen Sie einige Male tief ein und aus.
- Lassen Sie die Lachschrittfolge ausklingen, indem Sie mit der Gruppe in einem Kreis zusammenkommen. Legen Sie die Hände in Höhe des Herzens so zusammen, dass eine kleine Öffnung bleibt und verneigen Sie sich lächelnd. In Asien gilt dies als Geste der Begrüßung und der Dankbarkeit.

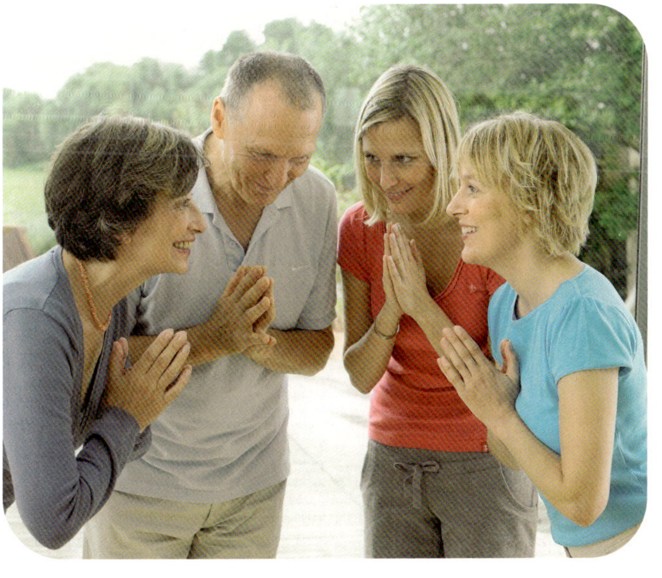

Übungsfolge 2 beginnt mit dem ersten Lachschritt der ersten Übungsfolge, »Im Körper ankommen«. Sie finden ihn auf S. 48ff.

Lachschrittfolge 2

Auch die zweite Lachschrittfolge besteht aus einzelnen Übungen, die Sie austauschen und miteinander kombinieren können.

☺ Im Körper ankommen

☺ Spannung auf- und abbauen

Durch die nach oben gewandten Handflächen wird die Beweglichkeit von Armen und Schultern verbessert, die Wirbelsäule wird aufgerichtet und die inneren Organe können sich ausdehnen.

- Stellen Sie sich aufrecht hin, die Füße sind hüftbreit auseinander. Spüren Sie den sicheren Kontakt der Füße mit dem Boden.
- Falten Sie die Hände und führen Sie die Arme mit den gefalteten Händen beim Einatmen nach oben. Strecken Sie sich und drehen Sie die Hände so, dass die Handflächen nach oben zeigen.
- Halten Sie die Spannung einige Sekunden lang, lösen Sie die Hände und atmen Sie auf »haaaaaaaaa« oder auf »hahahahaha« aus.
- Wiederholen Sie den Lachschritt dreimal.

☺ Freude über gelöste Spannung

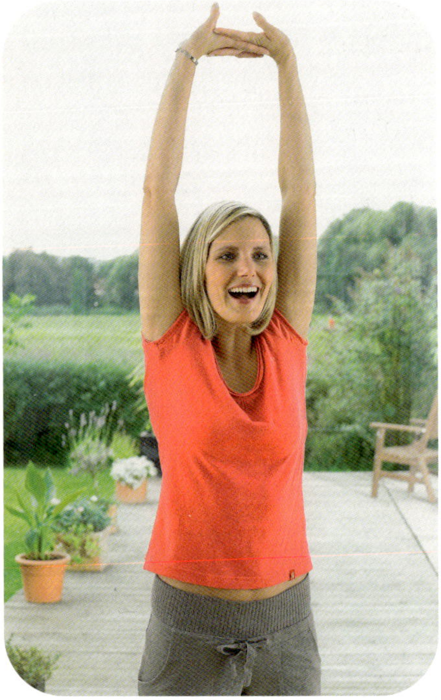

Die Freude bei dieser Übung besteht darin, dass jeder sein eigner »Meister« ist: Wir haben es selbst in der Hand, Spannung auf- und wieder abzubauen.

- Klatschen Sie vor Freude über die durch die vorhergehende Übung gelöste Spannung auf den Lachrhythmus »ho ho ha ha ha« in die Hände und hüpfen Sie ausgelassen durch den Raum.
- Atmen Sie, begleitet von einer Aufwärtsbewegung der Arme, tief ein und auf »hahhhhh« wieder aus. Die Ausatmungsphase ist länger als die der Einatmung.

☺ Spaßvogel

- Legen Sie die Fingerkuppen auf die Schultern und lassen Sie die Schultern kreisen, damit sich die Schulterblätter bewegen. Lächeln Sie bei dieser Bewegung und spüren Sie den Atem. Führen Sie die Bewegung so klein wie möglich aus und spüren Sie Ihre Schulterblätter.

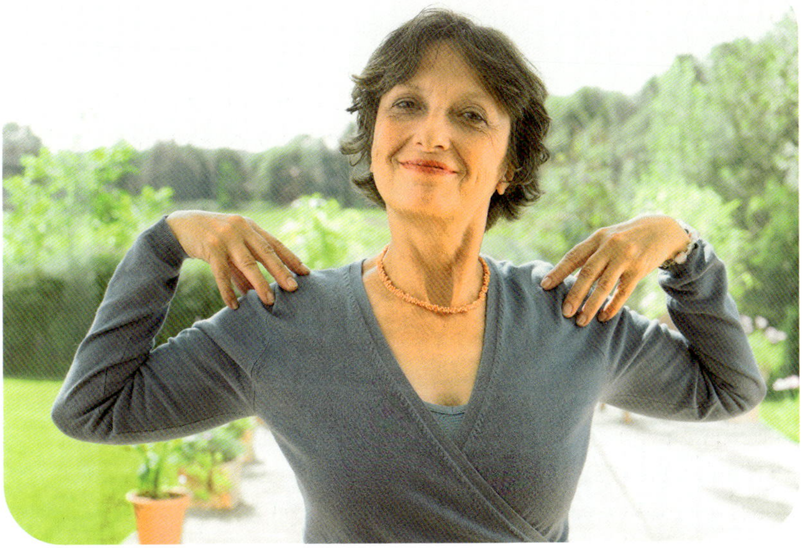

Wer sich aus Spaß an der Freude in einen Vogel verwandelt, schwingt sich empor in die Gefilde der Fantasie, des Spiels und des Lachens.

- Lösen Sie die Hände von den Schultern, lassen Sie die Schulterblätter weiter kreisen. Breiten Sie die Arme wie Flügel aus und spüren Sie die Verbindung von Arm und Schulterblatt.
- Breiten Sie Ihre Flügel immer weiter aus und bewegen Sie sich wie ein »Spaßvogel« durch den Raum: Lachen Sie wie ein »Spaßvogel« und nehmen Sie Kontakt mit den anderen »Spaßvogeln« der Gruppe auf
- Legen Sie die Arme auf die Schultern der anderen. Kommen Sie zu einem »Spaßvogelkreis« zusammen.
- Scharren Sie mit den Füßen und tönen Sie dabei rhythmisch »ha ha ha – ha ha ha – ha ha ha«. Lassen Sie den Rhythmus langsamer werden und schließlich ausklingen. Genießen Sie die Stille und die Verbundenheit mit den anderen »Spaßvögeln«.
- Nehmen Sie die Hände von den Schultern der neben Ihnen stehenden »Spaßvögel«, drehen Sie sich nach rechts, legen Sie Ihre Hände auf die Schulterblätter der vor Ihnen stehenden Person und schenken Sie so den »Flügeln« nochmals Zuwendung und Energie.
- Lösen Sie den Kreis und atmen Sie – jeder im eigenen Rhythmus – zum Abschluss des Lachschritts noch einmal tief ein und aus.

Der Kookaburra, ein Vogel, der in Australien beheimatet ist und dessen Ruf tatsächlich wie ein Lachen klingt, war Pate bei diesem Lachschritt.

Die Schulterblätter sind die Ansätze der »Flügel«; sie haben – physiologisch gesehen – tatsächlich viel mit dem Loslassen von Spannungen zu tun. Energetisch sind in den Schulterblättern Ängs-

Die Erforschung des Ungeraden (siehe Übung »Fünfe grade sein lassen«) fördert unsere Kreativität.

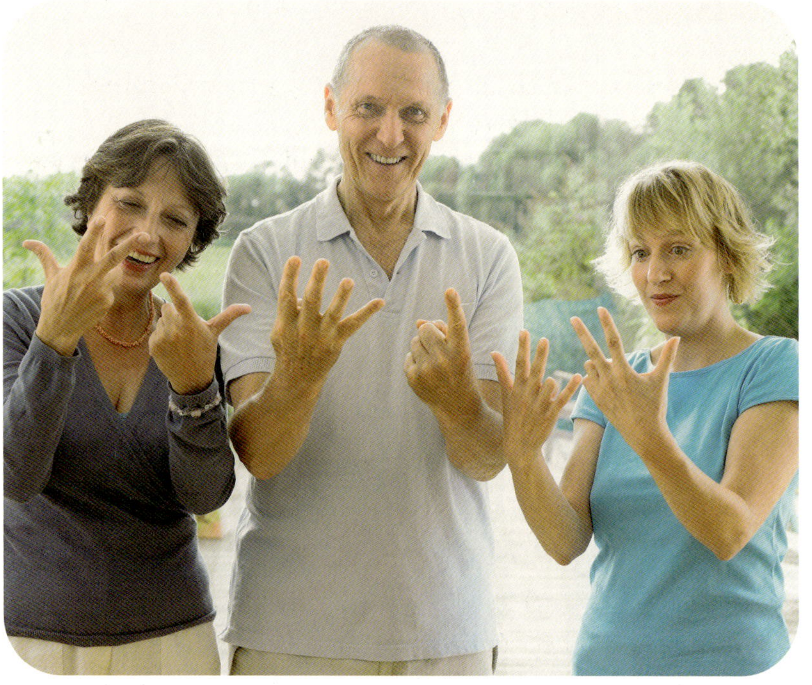

te und Sorgen gespeichert; östliche Massagetechniken widmen den Schultern und Ihrer Beweglichkeit sehr viel Aufmerksamkeit. Sie können die Beweglichkeit selbst verbessern, indem Sie regelmäßig achtsam die Schultern kreisen.

Indem Sie die Beweglichkeit der Schulterblätter verbessern, werden auch Ihre Gedanken und Gefühle beweglicher.

☺ Fünfe grade sein lassen

- **Bei diesem Lachschritt wird Ihre Fantasie beflügelt: Gehen Sie durch den Raum und lassen Sie Fünfe grade sein. Tun Sie dabei, was Ihnen gerade einfällt. Die Fünf ist eine ungerade Zahl, lassen Sie also Ihre eigenen »ungeraden« Impulse zu, spielen Sie mit der Fünf!**

Wichtig ist, dass dieser Schritt als Gruppenübung durchgeführt wird und dass Sie auf die Zeichen der anderen reagieren: Zeigen Sie, dass Sie die »Logik« begriffen haben, nicken Sie wohlwollend, lachen, grinsen, schmunzeln Sie anerkennend, auch wenn Ihr Verstand die Zeichen der anderen vielleicht nicht begreift. Es geht in diesem Lachschritt um die Entwicklung Ihres kreativen Potenzials und um die Entwicklung neuer Sichtweisen.

☺ Ein Auge zudrücken

- Drücken Sie mit einem Finger sanft ein Auge zu und lachen, schmunzeln und grinsen Sie dabei.
- Schütteln Sie Ihre Hände anschließend auf »ho ho ha ha« aus und folgen Sie der Bewegung der Hände mit dem ganzen Körper.
- Sie können den Lachschritt erweitern, indem Sie – nachdem Sie ein Auge zugedrückt haben – ein Lachen aus dem Ärmel schütteln – oder auch aus dem Hosenbein, aus dem Mund, aus dem Ohr. Das ist ganz wörtlich zu verstehen: Spielen Sie mit der Idee, das Lachen aus dem Ärmel zu schütteln.
- Werden Sie zum Schluss der Übung in der Schüttelbewegung immer langsamer und bleiben Sie schließlich ganz ruhig stehen.

Wir geben dem, was wir sehen, unseren eigenen Sinn, deshalb wird der Sehsinn auch »Eigensinn« genannt. Die Augen im Rücken öffnen bedeutet, über den »Eigensinn« hinauszugehen und den Sinn für das Gemeinsame zu entwickeln.

☺ Die Augen im Rücken öffnen

- Dieser Lachschritt ist eine Gruppenübung. Stellen Sie sich vor, Sie hätten auf dem Rücken Augen und Sie könnten mit dem Rücken sehen. Gehen Sie langsam (!) mit »ho ho ha ha« rückwärts durch den Raum; vertrauen Sie dabei der »Sehkraft« Ihres Rückens

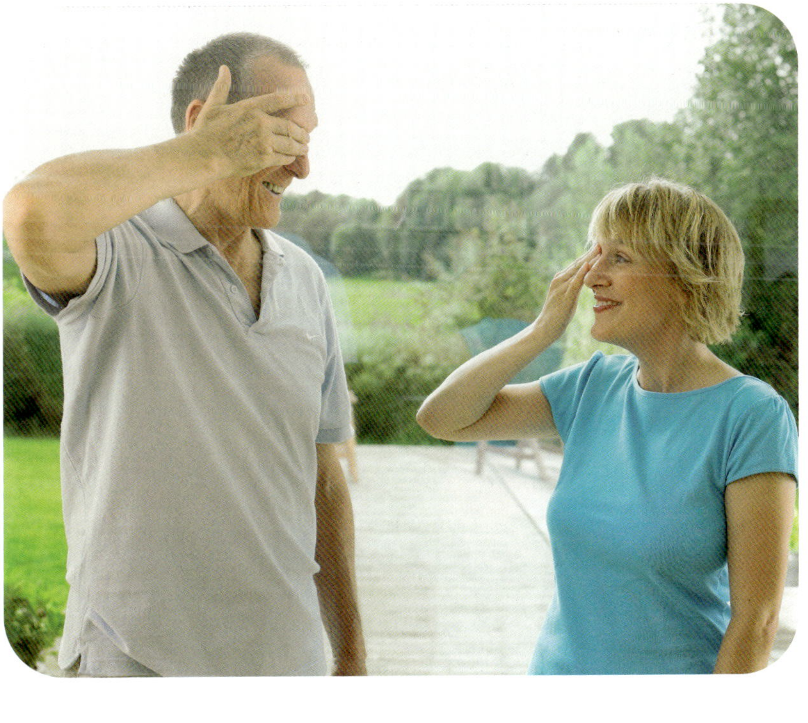

Ein Auge zudrücken führt zu veränderter Wahrnehmung und ermöglicht es, der Welt aus ungewohnter Perspektive neue Einsichten abzugewinnen.

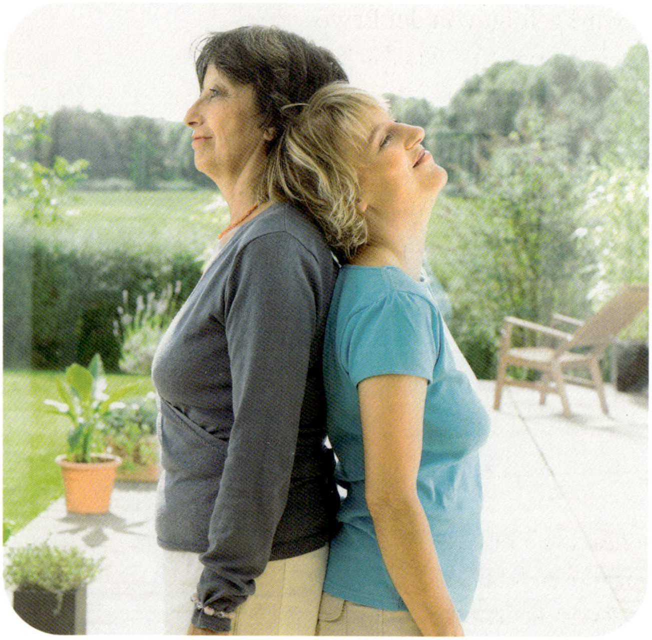

- Wann immer Sie einen anderen Rücken treffen, bleiben Sie stehen und genießen den Augenblick Rücken an Rücken. Reiben Sie den Rücken sanft und achtsam am Rücken des anderen und gehen Sie anschließend rückwärts weiter, bis Sie wieder auf einen Rücken treffen.
- Nehmen Sie wahr, was Sie alles mit Ihrem Rücken »sehen« können.
- Atmen Sie zum Abschluss des Lachschritts tief ein und aus.

Die Wahrnehmung der Welt mit den Augen ist die Wahrnehmung durch den »Eigensinn« des Ich, im Rücken drückt sich das Unbewusste des Es aus. Der Körper sieht mehr als die Augen allein – der Lachschritt ist eine wunderbare Gelegenheit, den »Eigensinn« mit dem Körpersinn zu erweitern.

Sich gegenseitig den Rücken stärken (Abbildung oben) fördert das Vertrauen in sich und andere.

☺ Krokodilstränen weinen und lachen

- Stellen Sie sich zunächst aufrecht hin und nehmen Sie beide Hände vor das Gesicht. Kauern Sie sich nun ein wenig zusammen und atmen Sie schnell und stoßartig durch die Nase aus (so, als würden Sie schluchzen).
- Nehmen Sie wahr, dass über das Zwerchfell auch der Bauch an diesem Schluchzen beteiligt ist. Jammern Sie ein wenig und weinen Sie Krokodilstränen. Spüren Sie dabei die Bewegung des Zwerchfells.
- Beugen Sie sich weiter nach vorn, heben Sie langsam die Arme, richten Sie sich wieder auf und öffnen Sie die Arme weit. Atmen Sie auf »hohoha-ha« aus und lachen Sie!

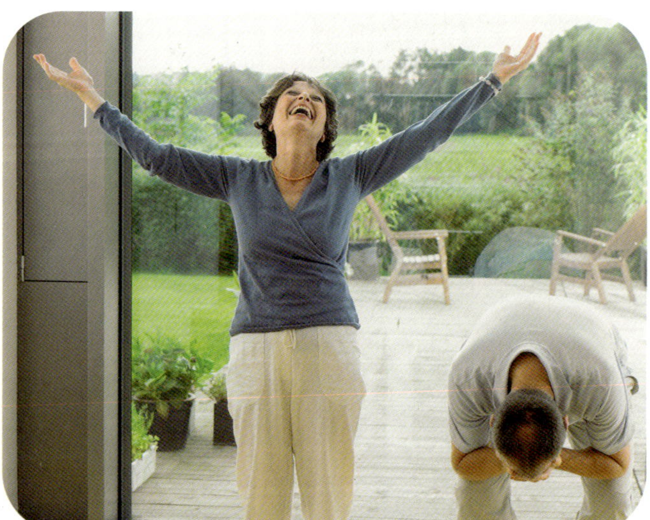

Die Bewegung des Rückzugs nach innen wird gefolgt von der Bewegung der Öffnung nach außen; nehmen Sie die unterschiedlichen Wirkungen von »sich öffnen« und »sich verschließen« wahr. Das Gewahrsein bringt Sie auch im Alltag in Kontakt mit Ihren Bedürfnissen, denn auch hier wechseln diese zwischen der Öffnung nach außen und dem Rückzug nach innen. Wir brauchen beides!
Zudem weckt dieser Lachschritt die Erinnerung, wie gut Sie als Kind darin waren, vom Weinen zum Lachen zu wechseln, d.h. im Fluss der Gefühle zu sein. In diesem Lachschritt geht es auch darum, ein bisschen Theater zu spielen, die Krokodilstränen mit Genuss und Übertreibung fließen zu lassen.

Lachen und Weinen gehören zusammen wie zwei Seiten einer Münze.

☺ Streiten und lachen

- **Dieser Lachschritt wird in der Gruppe durchgeführt. Stellen Sie sich vor, jemand hätte Ihnen einen – harmlosen – Streich gespielt, auf den Sie mit schelmischem Drohen reagieren. Gehen Sie mit erhobenem Zeigefinger schelmisch drohend durch den Raum und begegnen Sie einander mit dieser Geste. Unterstützen Sie die Geste mit Lauten wie »O weh!« oder einfach nur »Ohhh!«.**

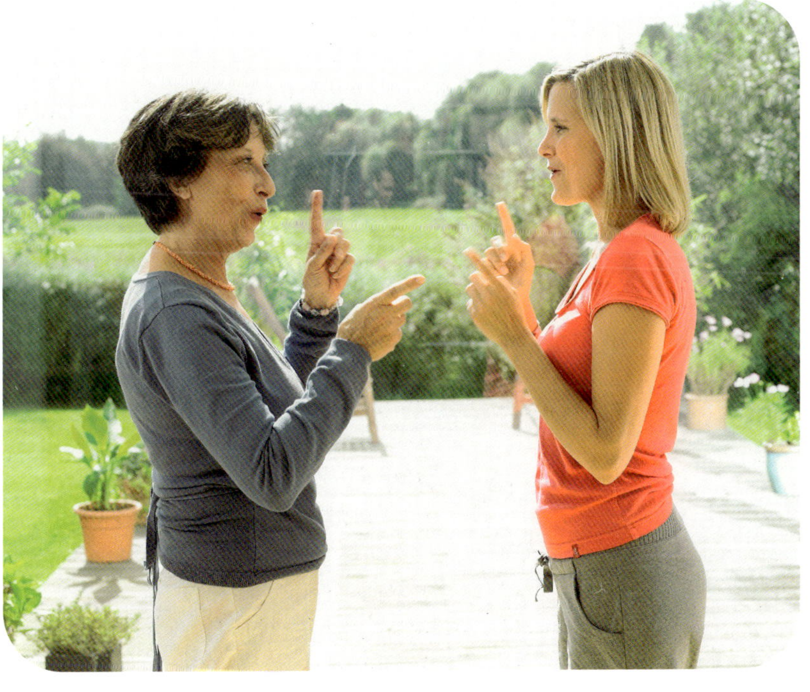

Gewinner beim »Schelmischen Drohen« ist, wer zuerst anfängt zu lachen!

Nehmen Sie wahr, was Sie bei der Begegnung empfinden. Für viele Menschen ist der Lachschritt sehr heilsam, da in spielerischer Form Erinnerungen an »sich klein und machtlos fühlen« in die Selbstbestimmtheit umgewandelt werden, die mit den Eigenschaften des Zeigefingers verbunden ist. Sie können auch als »Rechthaber« oder »Schurke« auftreten und anderen »Rechthabern« und »Schurken« begegnen. Der Erkenntnisgewinn entspricht dem des Lachschritts »Festhalten – loslassen – loslachen« (siehe S. 41ff.). Entdecken Sie das, was Sie mit anderen Menschen verbindet.

Die einzelnen Finger werden in der Astrologie mit bestimmten Planeten und Eigenschaften in Verbindung gebracht. Der Zeigefinger ist der Jupiterfinger und steht für Individualität, Machtstreben und Verstandeskraft.

☺ Lachglobuli

- **Den vorangegangenen Lachschritt können Sie durch kleine »Lachglobuli« erweitern (erheitern), die Sie in der hohlen Hand formen, indem Sie die Mitte der Handfläche drücken – hier liegt ein wichtiger Energiepunkt, der Sie mit der Herzensenergie verbindet.**
- **Die »Globuli« schnipsen Sie dann den anderen zu. Diese Globuli enthalten schnell wirksame Substanzen, eine Art »Lachpulver«, das bei denjenigen, die in ihren Genuss kommen, wie ein Kitzeln am ganzen Körper wirkt.**

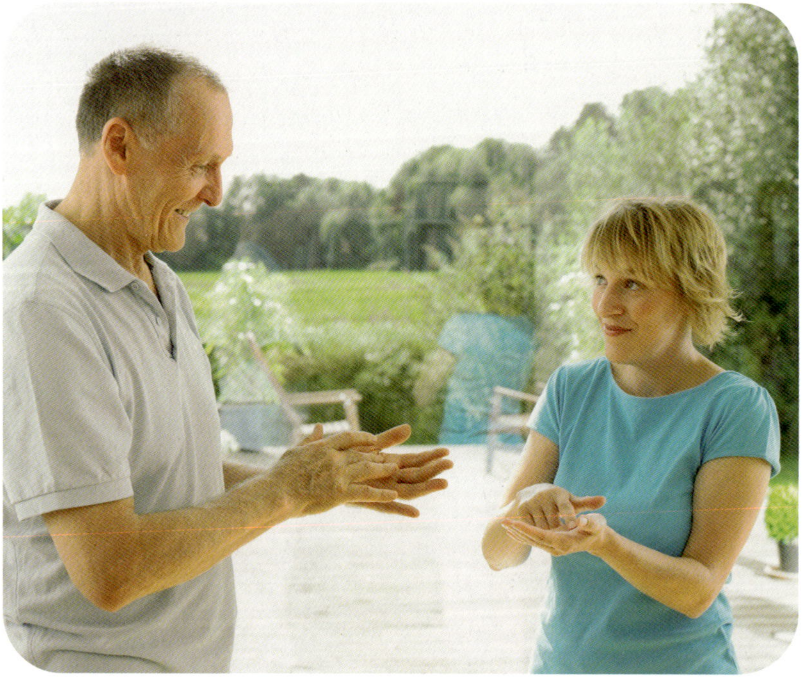

Die Massage der Handinnenfläche aktiviert das Sonnengeflecht, das als Speicher der Lebensenergie die energetische Sonnenkraft des Organismus ist.

☺ Verbundenheit lächeln

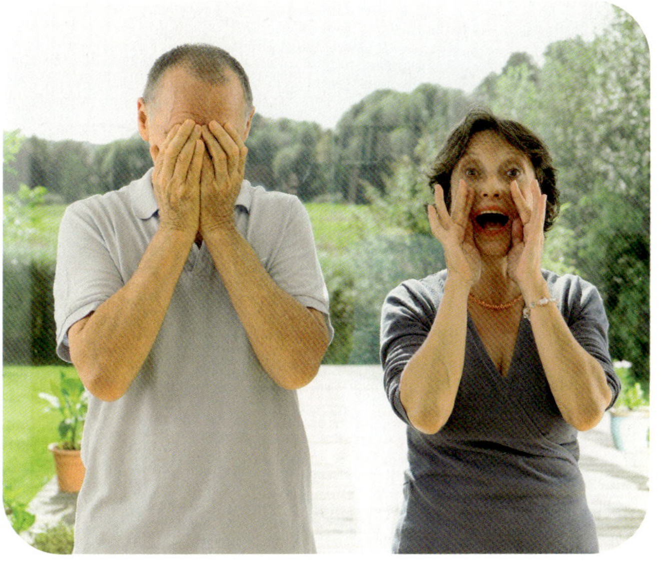

- Auch diese Übung muss in der Gruppe durchgeführt werden. Kommen Sie in einem Kreis zusammen und halten Sie sich an den Händen.
- Schließen Sie die Augen und atmen Sie ein Lächeln ein, indem Sie es sich als Bild, Farbe, goldenes Licht o. Ä.vorstellen. Spüren Sie die Wohltat des Lächelns und des Atems, spüren Sie die Verbindung der Füße mit dem Boden, die Aufrichtung der Wirbelsäule, die Verbindung mit dem »Himmel« und die Verbundenheit mit den anderen Menschen.
- Lösen Sie die Hände und anschließend den Kreis.

Im Spiel mit den Facetten des Lachens – hier bei der Übung »Lachen mit Hand und Mund« – führt der Weg immer wieder von innen nach außen.

☺ Lachen mit Hand und Mund (ist sehr gesund!)

- Bei dieser Gruppenübung bewegen Sie sich durch den Raum und halten dabei die Hände locker vor den Mund. Lachen, kichern, grinsen und schmunzeln Sie in Ihre Hände hinein.
- Bleiben Sie mit Ihrer Aufmerksamkeit zunächst bei sich. Öffnen Sie dann die Hände wie einen Trichter und wenden Sie sich den anderen zu. Teilen Sie ihnen Ihr Lachen mit.
- Wechseln Sie die Bewegung, nehmen Sie immer wieder Ihr eigenes Lachen (in verschiedenen Facetten) wahr und öffnen Sie sich für das Lachen der anderen. Die Übung ist ein interaktives Spiel, bei dem Ihre Wahrnehmung für den Kontakt zwischen sich und anderen Menschen sensibilisiert wird.
- Sie können die Übung erweitern, indem Sie sich beide Hände auf die Ohren legen. Sie hören nun nur Ihr eigenes Lachen. Öffnen Sie anschließend die Hände wieder wie einen Trichter und nehmen Sie das Lachen der anderen wahr.

Bleiben Sie im Spiel, d. h., bewerten Sie nicht! Sollte Ihr Verstand sich melden und Ihnen Bewertungen zuraunen (in Form von: »Das ist ja eine supertolle, langweilige etc. Lache!«) und/oder Sie auffordern, Ihr Lachen mit dem der anderen zu vergleichen, hören Sie nicht auf ihn. Hier geht es um das Spiel mit dem Lachen, nicht um Leistung oder Bewertung. Bleiben Sie im Fluss der Bewegung, bleiben Sie bei sich und bei der Wahrnehmung Ihres Lachens; bleiben Sie bei der Freude, all die vielen verschiedenen Facetten des Lachens spielerisch zu erkunden. Bleiben Sie bei der Wahrnehmung des Komischen, denn das Komische gehört zum Lachen dazu, wie das Salz zur Suppe!

☺ Lotusblüte

- **Schließen Sie die zweite Lachschrittfolge mit der Übung der »Lotusblüte« ab. Lachen Sie dazu wie bei Lachschritt »Lachen mit Hand und Mund« (siehe S. 65) beschrieben in die Hände und führen Sie die Hände vor dem Gesicht nach oben.**
- **Öffnen Sie die Hände wie den Kelch einer Lotusblume und folgen Sie den Händen aufmerksam mit den Augen. Öffnen auch Sie sich wie eine Lotusblüte der wahrhaft himmlischen Freude, ein Mensch zu sein.**
- **Führen Sie die Hände anschließend wieder zusammen und verneigen Sie sich lächelnd.**

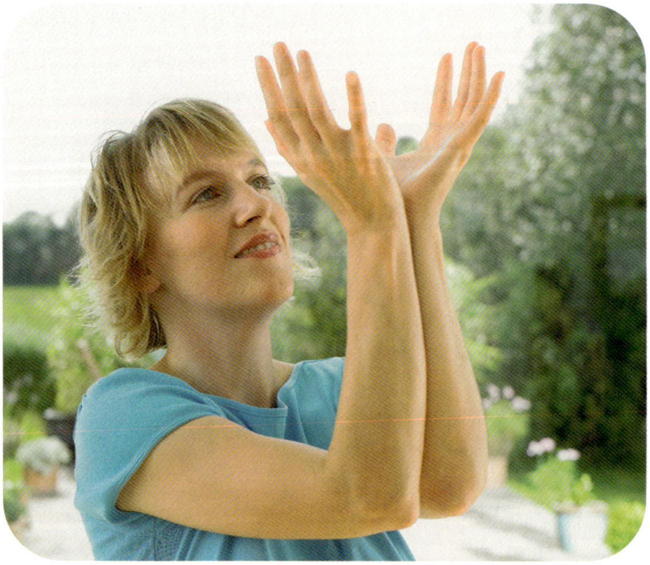

Über die zum Kelch geformten Hände fließt himmlisches Chi als liebevolle Lebenskraft in unseren Körper.

Weitere Anregungen

Im Folgenden finden Sie noch einige Anregungen für das Erfinden weiterer Lachschritte. Wichtig dabei ist, dass Sie eine Bewegungsfolge erfinden, die einen Anfang, eine Mitte und ein Ende hat.

Tätigkeiten

- **Stellen Sie pantomimisch eine bestimmte Tätigkeit dar, z. B. das Anlassen eines Autos (das natürlich nicht gleich anspringt!). Begleiten Sie** die Bewegung mit »hahahaha« und bauen Sie eine Spannung auf. Wenn das Auto dann endlich anspringt, lachen Sie erlöst. Spielen Sie bei diesen Tätigkeiten mit der Lust am Scheitern, wie ein Clown.

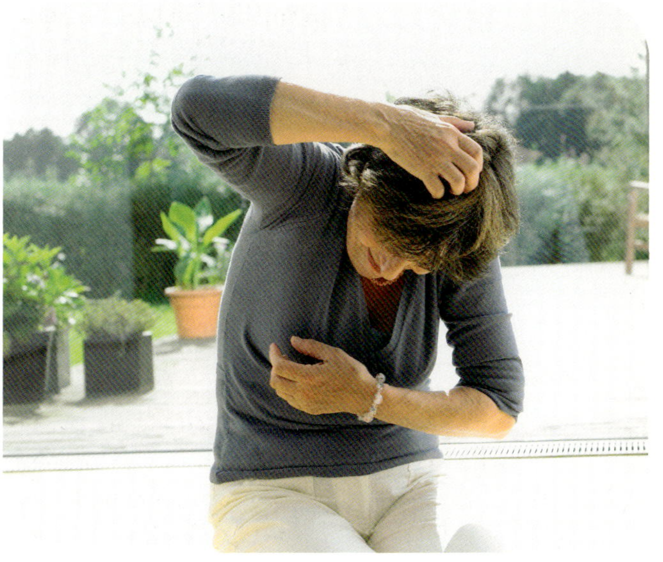

Das Lieblingstier der Autorin ist ein schüchternes Fabelwesen, das des Nachts in den Wurzeln von Feigenbäumen am Ufer des Rheins lacht.

Tierisches Lachen

- Stellen Sie sich Ihr Lieblingstier vor, wie es sich bewegt. Verbinden Sie sich innerlich mit der Bewegung des Tiers – sie kann langsam, weich, fließend, kraftvoll, groß, klein o. Ä. sein. Stellen Sie sich anschließend vor, dieses Tier könnte lachen – was Tierliebhaber ohnehin immer wieder glaubhaft versichern. Bewegen Sie sich als Ihr lachendes Lieblingstier durch den Raum und versuchen Sie, dabei Ihren eigenen tierisch-menschlichen Ausdruck zu finden.

Entdecken Sie in der Bewegung neue Qualitäten. Lassen Sie sich von der Bewegung überraschen und versuchen Sie, etwas vom Wesen des Tieres nachzuempfinden.

Archetypisches Gelächter

- Könige, Riesen, Zwerge, Feen, Angsthasen, Unholde, Wichtigtuer, Perfektionisten, Streber, Glückskinder, Pechvögel, Schurken, Griesgrame, Narren, Weise, der Nikolaus und noch viele andere mehr sind Archetypen, d. h., sie repräsentieren Eigenschaften, die in uns allen lebendig sind. Und sie alle können lachen!
- Suchen Sie sich einen Typus aus und verbinden Sie sich mit der hervorragenden Charaktereigenschaft dieses Typs. Bewegen Sie sich wie er und entdecken Sie neue Facetten des Lachens.

Sie können auf diese Weise auch eine Fülle neuer Eigenschaften in sich entdecken – Eigenschaften, die Sie sich vielleicht niemals zugetraut hätten. Spielen Sie mit diesen Eigenschaften!

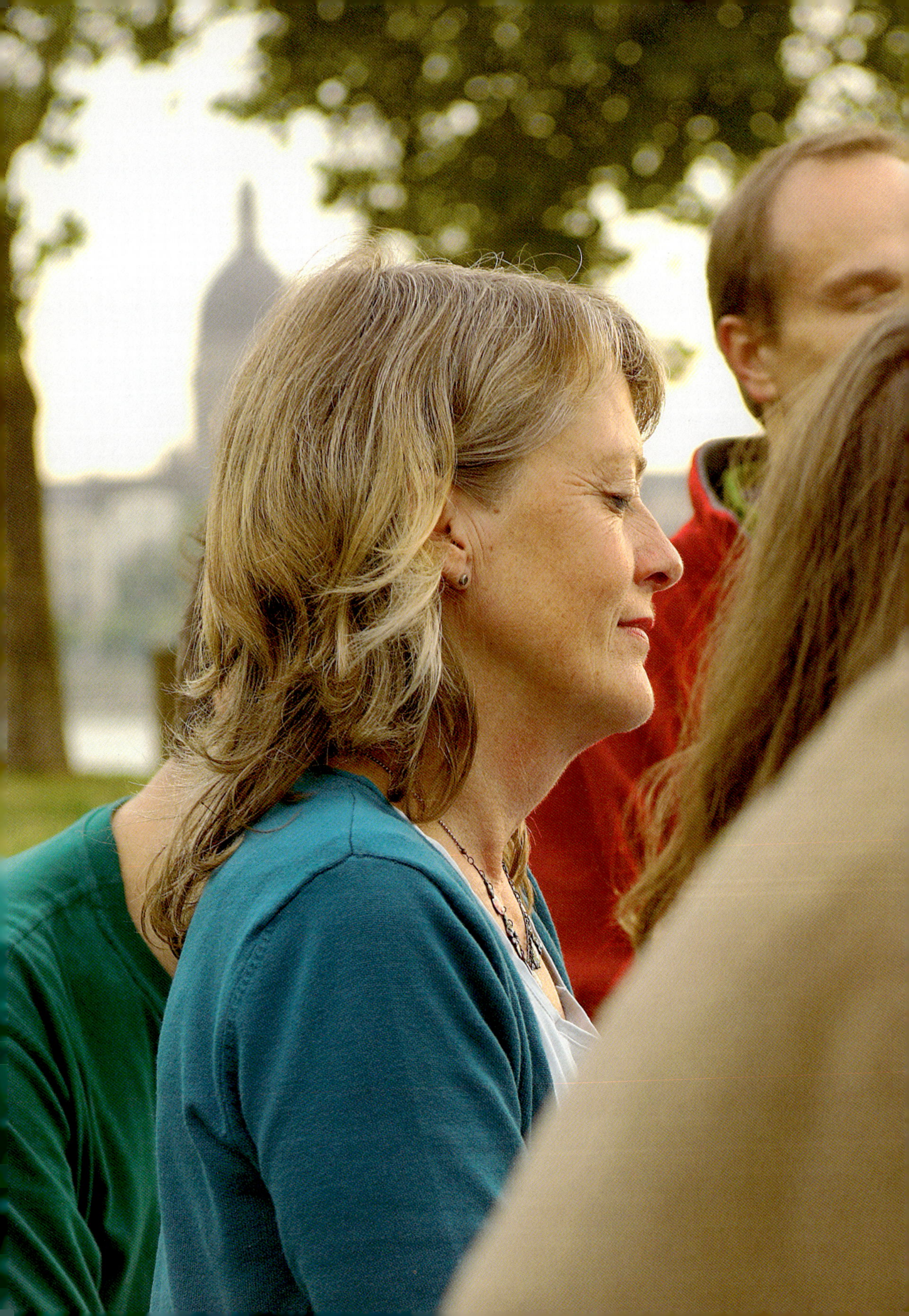

Lachmeditation

Die im Folgenden beschriebene Lachmeditation wird am Schluss der Lachschritte (siehe S. 45ff.) durchgeführt, sie ist der krönende Höhepunkt der Lachschrittfolge. Es ist jedoch auch durchaus möglich, die Lachmeditation einzeln, unabhängig von den Lachschritten, zu praktizieren. In diesem Fall ist es wichtig, die Übungsfolge »Im Körper ankommen« (siehe S. 48ff.) durchzuführen, bevor Sie mit der Meditation beginnen. In dem Film *Mary Poppins* gibt es eine großartige Szene, die ich hier schildere, um einen kleinen Eindruck der Lachmeditation zu vermitteln. In dieser Szene ist Ed Wyn vom Lachen derart überwältigt, dass er zur Decke schwebt und dazu singt: »Ich liebe es zu lachen, hahahaha, lange laut und klar; ich liebe es zu lachen, hahahaha, und es wird jedes Jahr schlimmer! Je mehr ich lache, desto mehr füllt mich die Fröhlichkeit, hahahahahaha ...«. Auch die Lachmeditation füllt Sie mit Fröhlichkeit und lässt Sie ein wenig über den Dingen schweben.

Die Lachmeditation füllt Ihren Körper, Ihren Geist und Ihre Seele mit Fröhlichkeit.

Ein Gefühl von Freiheit

Die Lachmeditation beginnt im Sitzen und endet im Stehen. Die zeitliche Dauer aller vier Schritte beträgt etwa 30 Minuten. Wie viele der bereits vorgestellten Lachschritte kann auch die Lachmeditation am besten in der Gruppe durchgeführt werden; die Teilnehmerzahl bewegt sich dabei zwischen 2 und 20 Personen. Die Lachmeditation kann jedoch ohne Weiteres auch mit 100 Menschen praktiziert werden.

Die Wirkung auf der körperlichen Ebene entspricht der ganzheitlichen Wirkung der Lachschritte, d. h., die Lachmeditation aktiviert die Lebensfreude, klärt die Gedanken, vertieft die Atmung und harmonisiert die Gefühle. Individuell wurde die Wirkung auch mit »das innere Kind wecken«, »direkter Weg zum Selbst«, »Entspannung pur«, »Lebensfreudetank«, »Glückseligkeit«, »Tiefenreinigung«, »Erleben der kosmisch-komischen Einheit«, »sich ganz und geborgen fühlen«, »Liebe« umschrieben.

Schritt 1

- Die Lachmeditation beginnt im Sitzen. Zunächst werden Hände und Arme mit »ho ho, ha ha« rhythmisch geschüttelt; dabei wird der Rhythmus immer langsamer und leiser, bis er ausklingt.
- Dann wird gelacht, einfach nur gelacht! Bleiben Sie beim Lachen, sprechen Sie nicht! Das Geheimnis dieser und jeder anderen Meditation ist, dass Sie eins werden mit dem, was Sie tun.
- Da Lachen unglaublich ansteckend ist, steckt jeder jeden immer wieder an. Damit Sie angesteckt werden können, ist es wichtig, den Blickkontakt zu halten.

Lassen Sie sich von den Wellen des Lachens tragen und werden Sie selbst zu einer »Lachwelle« im Ozean der Freude.

Das Lachen in der Lachmeditation ist wie eine Welle, die immer wieder jeden Einzelnen in den Fluss des Lachens mitnimmt. Lassen Sie sich darauf ein und folgen Sie der Wellenbewegung gemäß Ihren eigenen Empfindungen!
Falls Ihnen das Ganze zwischendurch zu bunt wird und Sie nicht mitlachen wollen, suchen Sie immer wieder einmal Augenkontakt mit den Mitlachern und Mitlacherinnen. Auch das Wellental des »Nicht-Lachens« gehört zur Meditation.
Ebenso dazu gehören Gedanken, die auftauchen. Doch schenken Sie diesen Gedanken keine Beachtung; bleiben Sie beim Lachen, bei Ihren Empfindungen und in Verbindung mit den anderen.

Schritt 2

- Nun legen sich die Mitlacher und Mitlacherinnen sternförmig (die Köpfe in der Mitte) auf den Boden. Hier wird weitergelacht (einige genießen es, ganz einfach still dazuliegen und dem Lachen der anderen innerlich zu folgen, bis sie dann vielleicht doch wieder mitlachen). Die Ansteckung durch das Lachen findet jetzt über die Ohren statt.
- Kugeln Sie sich vor Lachen, schütteln Sie Arme und Beine nach oben in die Luft und finden Sie irgendwann den Punkt der Ruhe in der Bauchentspannungslage, bei der der Kopf auf den übereinandergelegten Händen liegt. Die folgende Stille kann und darf immer wieder unterbrochen werden von leicht glucksenden Lach-Glückswellen. Genießen Sie die Ruhe nach dem Sturm. Lassen Sie auch der Stille Zeit, sich zu entfalten.

Schritt 3

- Kehren Sie dann in die sitzende Ausgangsposition zurück. Reiben Sie mit den Händen Gesicht, Augen, Nacken und Schultern sowie Bauch und Rücken.
- Legen Sie anschließend Daumen und Zeigefinger zusammen, die übrigen Finger bleiben locker gestreckt. Die Hände liegen mit dem Handrücken nach unten auf den Knien. Schließen Sie die Augen und folgen Sie dem Atem und dem Wohlgefühl, das sich in Ihnen ausgebreitet hat.

Die oben beschriebene Geste der Hände wird auch Jnana Mudra genannt. Mudras sind aus dem Yoga überlieferte Handgesten mit symbolischer Bedeutung. Mudra heißt wörtlich übersetzt »Siegel«, eine weitere Bedeutung leitet sich von der Sprachwurzel »mud« ab, was so viel wie »sich an etwas freuen, froh sein« bedeutet. Mudras helfen dem, der sie ausführt, dabei, eine freudige Verfassung in Körper, Geist und Seele zu schaffen.
Das Jnana Mudra ist eines der bekanntesten Mudras aus dem Hatha-Yoga; es symbolisiert die Einheit des menschlichen Bewusstseins (Zeigefinger) mit dem kosmischen Bewusstsein (Daumen). Die drei gestreckten Finger symbolisieren die drei »Gunas«, Eigenschaften, die die Evolution in Gang halten: Tamas (Lethargie), Rajas (Aktivität) und Sattwa (Harmonie).

Der Ayurveda ordnet einzelne Finger ganz bestimmten Organen zu; Daumen und Zeigefinger beeinflussen den Atem im oberen Lungenbereich.

Schritt 4

- Zum Abschluss der Meditation erhält das Mudra noch eine weitere symbolisch-humorvolle Bedeutung: Indem es als »Humorbrille« vor die Augen gesetzt wird, können Sie den humorvollen, liebevollen und klaren Blick auf die Welt genießen.
- Legen Sie wieder auf den Füßen stehend beide Hände in Höhe des Herzens locker zusammen, sodass sie eine kleine Öffnung bilden. Dies ist die Geste der Dankbarkeit (Admanjali Mudra). Schließen Sie die Augen, nehmen Sie die Dankbarkeit wahr und schicken Sie in der Vorstellung einen Dank in die Welt (oder auch zu einer ganz bestimmten Person).
- Öffnen Sie die Augen und verneigen Sie sich mit dieser Geste und einem Lächeln zum Abschied von der Gruppe.

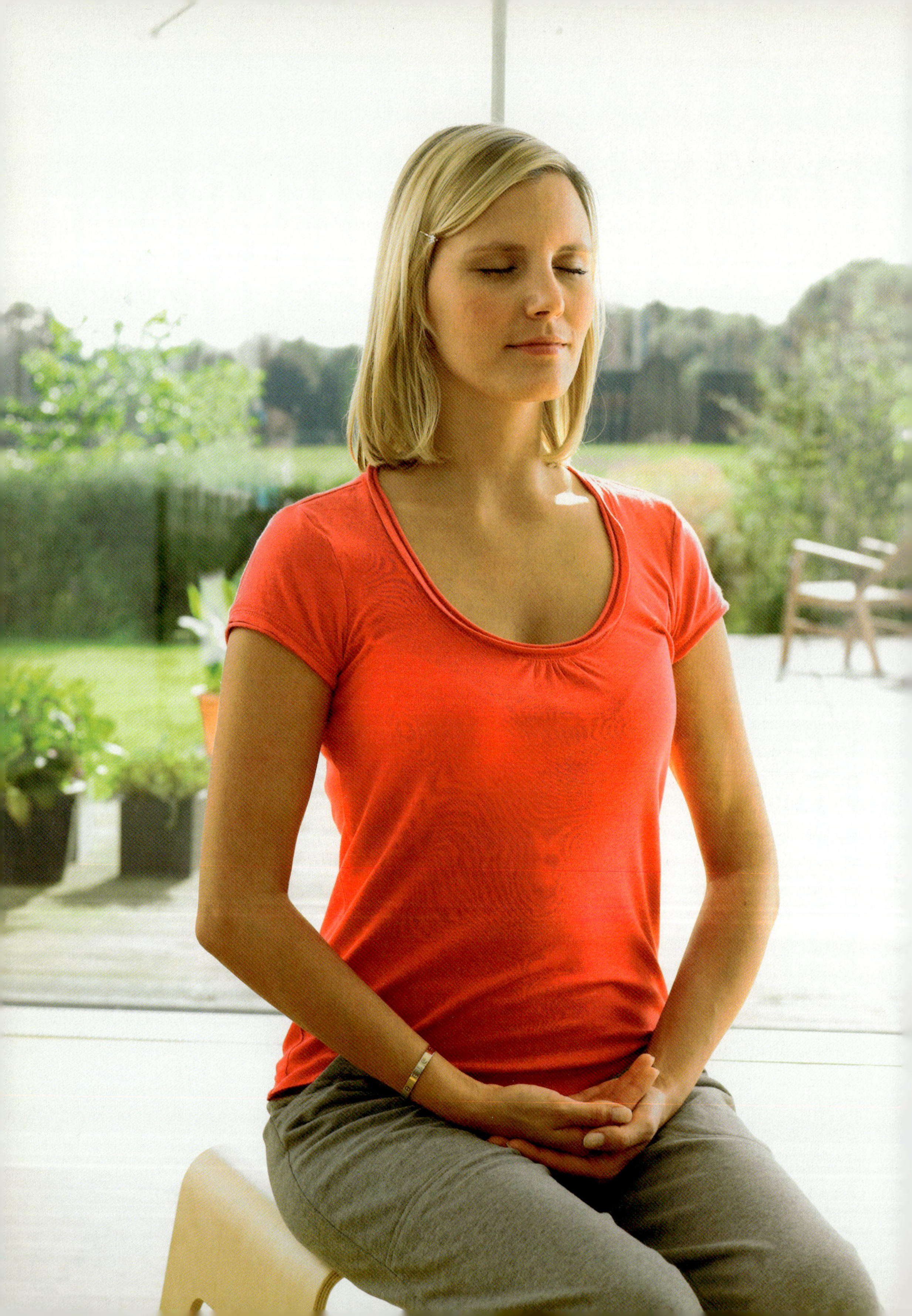

Lachyoga-Übungen für zu Hause

Als Ergänzung zu den ausführlich beschriebenen Lachschritten (siehe S. 45ff.) und zur Lachmeditation (siehe S. 69ff.) finden Sie im folgenden Kapitel einige Übungen, die Sie zu Hause für sich allein ausführen können. Sie können die Übungen täglich ausführen und auf diese Weise Ihre Gesundheit und Ihre Lebensfreude stärken.

Die Umkehrung unseres gewohnten Denkens bringt oft überraschende Lösungen: Fragen Sie sich, falls Sie gerade ein Problem haben, nicht, wie Sie es beseitigen können – sondern was Sie tun müssten, um es zu vergrößern!

Wohnstatt der Freude

Früher wurde den Menschen empfohlen, sich irgendwo in Ihrer Wohnung eine Ecke der Freude einzurichten. Ich halte es für noch gesünder, die gesamte Wohnung als eine Wohnstatt der Freude zu gestalten und nur eine kleine »Ärgerecke« einzurichten.
Vergleichbar ist eine solche »Ärgerecke« mit der überlieferten Kunst, einen Teppich zu weben. In diese Kunstwerke wurde jedes Mal ein kleiner Fehler eingewebt. Damit wurde der Überzeugung Ausdruck verliehen, dass zur Vollkommenheit auch das Unvollkommene gehört. Das Unvollkommene wird sichtbar als Fehler und ist nichts weiter als ein Hinweis auf unser eigenes Entwicklungspotenzial. Betrachten Sie Ihre eigenen »Fehler« und Unvollkommenheiten aus diesem Blickwinkel!

Sich den Bauch halten und lachen

Die auf S. 54 ausführlich beschriebene Übung eignet sich auch hervorragend für den »Hausgebrauch«. Falls Sie Nachbarn haben, die sich darüber wundern, warum Sie plötzlich regelmäßig laut und herzlich lachen, klären Sie diese auf: Lachen ist gesund! Die Übung »Sich den Bauch halten und lachen« sollte nicht mit vollem Magen durchgeführt werden. Üben Sie entweder vor den Mahlzeiten oder etwa eine Stunde danach.

Morgengruß

- Noch während Sie im Bett liegen, rollen Sie sich genüsslich von einer Seite auf die andere. Wecken Sie Ihre Stimme mit »ha, he, hi, ho, hu« in beliebiger Reihenfolge. Lassen Sie eine kleine Melodie entstehen, räkeln und strecken Sie sich, schmunzeln, grinsen, kichern und lachen Sie einfach ein bisschen vor sich hin.
- Nehmen Sie Ihre Stimme wahr, hören Sie auf Ihre Stimme (vor allem auf die innere!). Begrüßen Sie den Tag mit dem fröhlichen Lachen von einer Wange zur anderen.

Der Morgen wird noch schöner, wenn er heute mit Freude beginnt!

Spiegelbild anlachen

- Von Zen-Mönchen wird berichtet, dass sie morgens eine Stunde lang ihr Spiegelbild anlachen. Für westlich-eilige Menschen empfiehlt es sich, sich beim morgendlichen Blick in den Spiegel drei Minuten lang wohlwollend anzulachen. So wecken Sie die Lebensenergie Chi und fühlen sich munter und gestärkt für den Tag.

Abendgruß

Gönnen Sie sich am Abend folgende kleine Meditation:

- Rollen Sie sich im Bett hin und her. Tönen Sie »ha, he, hi, ho, hu« und schmunzeln, kichern, grinsen und lachen Sie dabei.

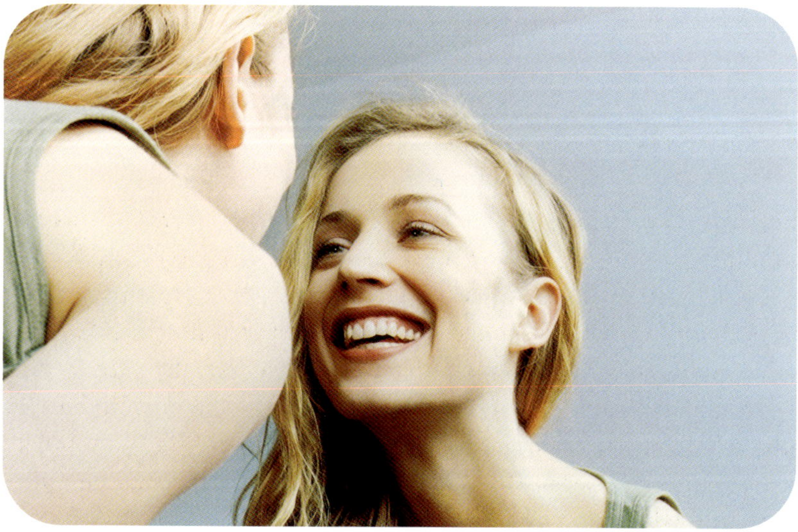

Machen Sie es sich zur Gewohnheit, morgens erst einmal ausgiebig Ihr Spiegelbild anzulachen – Sie werden feststellen, dass sich Ihr Tag dann anders »anfühlt«!

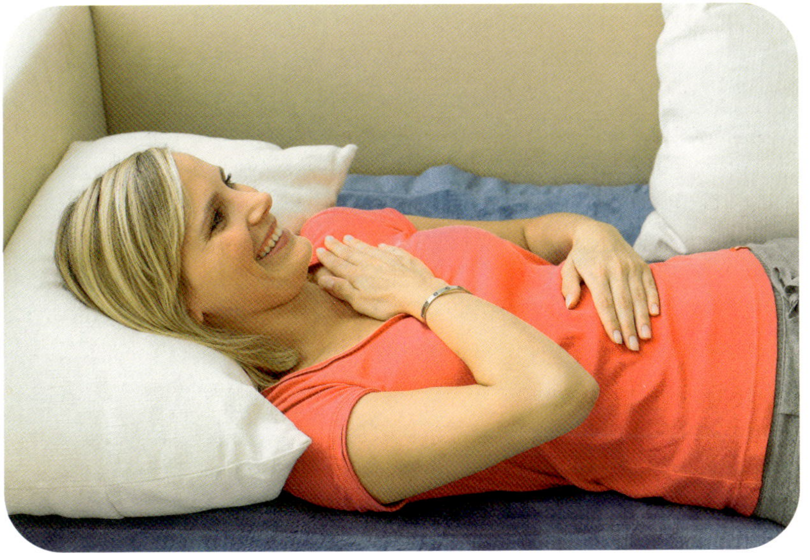

Über die Handflächen werden die beiden Energiezentren von Herz / Thymusdrüse und Sonnengeflecht miteinander verbunden – dies bewirkt ein tiefes Gefühl von Geborgenheit.

- Legen Sie sich auf den Rücken. Die rechte Handfläche legen Sie unterhalb des Schlüsselbeins auf der linken Körperseite über Ihr Herz, die linke Handfläche legen Sie oberhalb des Nabels auf das Sonnengeflecht (Solarplexus). Schließen Sie die Augen und spüren Sie die Verbindung der Hände mit dem Körper. Nehmen Sie Ihren Atem wahr und lassen Sie mit dem Atem goldenes Licht durch Ihren Körper wandern.
- Beenden Sie die kleine Meditation mit einem Lächeln der Dankbarkeit. Nehmen Sie das Gefühl von Dankbarkeit mit in Ihre Träume.

Kurz vor dem Aufwachen und kurz vor dem Einschlafen ist unser Bewusstsein sehr offen für die Sprache der Seele.

Das innere Lächeln

Die Meditationsübung »Inneres Lächeln« reinigt den Organismus und hat die Kraft, negative Emotionen wie Angst, Ärger, Groll, Wut oder schlechte Laune zu klären und in positive Energie umzuwandeln. Diese Umwandlung ist keine Magie! Denn negative Emotionen sind die Kehrseite der positiven. Negative Gefühle verursachen Spannungen in unserem Organismus, und in der Folge fühlen wir uns schlecht. Durch das »innere Lächeln« werden die Spannungen gelöst, das Chi oder *prana*, die Lebensenergie, kann wieder frei fließen, und wir fühlen uns gestärkt.

Wenn unsere (Ver-)Spannungen gelöst sind, sind wir in der Lage, uns und anderen Menschen mit Freundlichkeit zu begegnen – wir müssen nicht länger unseren »Seelenmüll« bei anderen entsorgen. Ein einziger übel gelaunter Mensch kann manchmal eine ganze Gruppe mit dieser Laune infizieren – genau wie umgekehrt ein fröhlicher Mensch manchmal das gesamte Gruppenklima verbessern kann.

Es ist besser für uns und für andere, wenn wir lernen, unseren inneren »Müll« zu kompostieren und ihn so in Energie zu recyclen, die unsere Lebenskraft stärkt, als ihn bei anderen abzuladen.

Im Gleichgewicht sein

In unserer Kultur ist es weit verbreitet, den Ärger regelrecht zu sammeln, und am Ende des Tages wird diese Sammlung dann oftmals dem Partner oder der Partnerin präsentiert. Kein Wunder, dass Beziehungen auf diese Weise aus der Balance geraten. Wir haben es in unserer Kultur nicht gelernt, auf die feinen Signale des Körpers zu hören, die uns mitteilen, wann es Zeit ist, sich nach innen zu wenden, sich Zeit zu nehmen, das eigene Energiesystem auszubalancieren. Wir haben es verlernt, auf den Körper zu hören, und vermutlich haben wir deshalb auch verlernt, anderen Menschen mit Liebe, Achtsamkeit und Freundlichkeit zu begegnen. Wer mit sich selbst nicht im Reinen ist (und das ist ab und zu jeder Mensch!), kann jederzeit mit der inneren Reinigung beginnen. Alle Übungen in diesem Buch dienen der inneren Reinigung, auch das im folgenden beschriebene »innere Lächeln«.

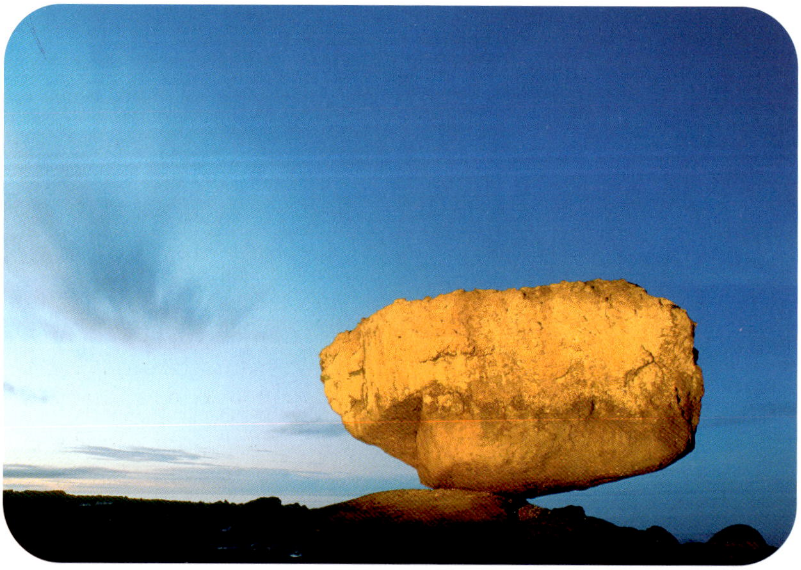

Was prekär aussieht, ist in Wirklichkeit ein dynamisches Gleichgewicht.

Meditation »Inneres Lächeln«

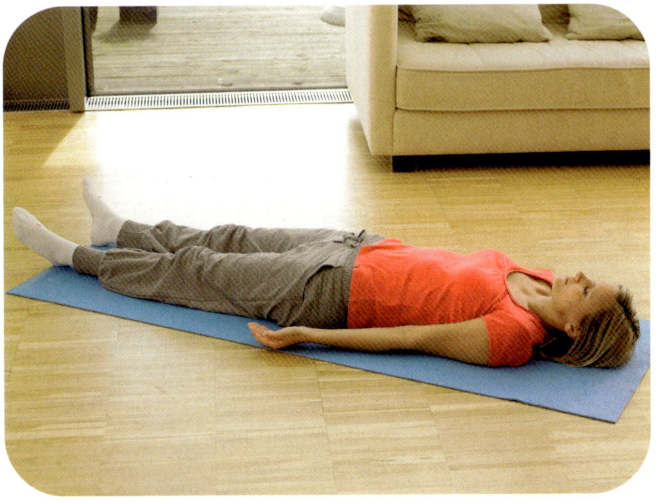

- Ziehen Sie sich in einen ruhigen Raum zurück und sorgen Sie dafür, dass Sie in der nächsten halben Stunde nicht gestört werden. Das »innere Lächeln« ist eine Auszeit für Sie ganz alleine!
- Legen Sie sich mit dem Rücken auf eine Unterlage (Decke, Yogamatte) auf dem Boden. Gähnen Sie, räkeln Sie sich und strecken Sie den ganzen Körper.
- Legen Sie anschließend die Arme seitlich an den Körper mit den Handflächen nach oben. Nehmen Sie Ihren Atem wahr; Sie brauchen ihn nicht zu verändern, nehmen Sie ihn einfach nur wahr.
- Das innere Lächeln beginnt bei den Augen. Schließen Sie die Augen und lassen Sie die Augäpfel mit der Schwerkraft nach unten sinken. Bewegen Sie die Augäpfel anschließend wie eine kleine Wippe sanft von rechts nach links und lassen Sie die Bewegung langsam ausklingen.
- Verbinden Sie sich im Geist mit etwas, das Sie mit einem tiefen Gefühl von Freude erfüllt, einer Quelle des Lächelns. Lassen Sie vor dem inneren Auge ein Bild entstehen, das mit dieser Freude verbunden ist (auch Farben oder Licht sind ein Bild).
- Sammeln Sie die lächelnde Energie der Freude in Ihrem dritten Auge (Punkt in der Mitte der Stirn, oberhalb der Nasenwurzel), schicken Sie diese mit dem Atem zu Ihrem Herz. Spüren Sie, wie sich das Lächeln vom Herzen aus im Brustraum ausbreitet, und leiten Sie die Energie vom Brustraum in Ihr Gehirn. Spüren Sie, wie die Energie Ihre Gedanken klärt.
- Wandern Sie vom Gehirn wieder zum Herzen und von dort zu den Schultern, den Armen und den Fingerspitzen. Von dort gehen Sie langsam wieder zurück zum Herzen. Leiten Sie die Energie in den Bauch-Becken-Raum, füllen Sie diesen mit Lächeln. Lassen Sie das Lächeln durch Ihre Beine nach unten wandern bis zu den Fußsohlen und von dort über den Rücken und die Wirbelsäule hinauf bis zur Mitte der Schädeldecke.

Das »Innere Lächeln« reinigt den Körper und hat die Kraft, negative Emotionen oder schlechte Laune zu klären und in positive Energie zu verwandeln.

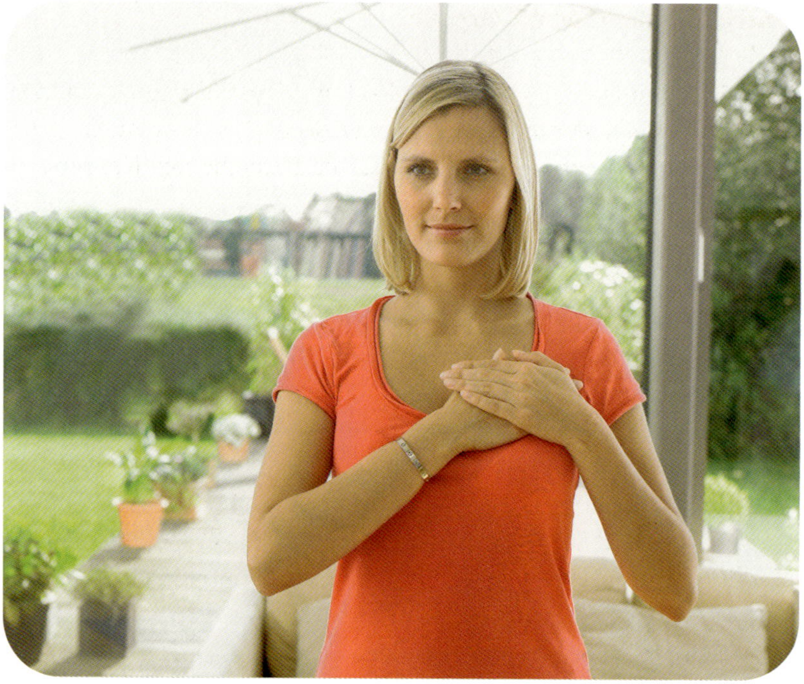

Bei der Geste der Dankbarkeit führen wir die Hände schließlich zu unserem Herzen.

Entsprechend der Auffassung des Tao-Yoga verbindet sich die Kraft des Universums über den Scheitelpunkt mit dem Körper.

- Spüren Sie, wie das Lächeln sich von der Mitte der Schädeldecke aus ganz fein mit der kosmischen Energie verbindet. Spüren Sie, wie sich das Lächeln auf den Sie umgebenden Raum ausbreitet, auf die Menschen, mit denen Sie in Beziehung stehen, auf die Gegend, in der Sie wohnen, dann auf weiter entfernte Gegenden. Spüren Sie, wie sich das Lächeln in der Natur ausbreitet, lassen Sie das Lächeln bis in die Unendlichkeit des Universums strahlen. Genießen Sie die Weite, die Freude und das Glück, die mit dem Lächeln verbunden sind.
- Sammeln Sie nach einer Weile das Lächeln wieder in der Mitte der Schädeldecke und lassen Sie es in Ihr Herz zurückfließen. Nehmen Sie die Auflagefläche Ihres Körpers am Boden wahr, nehmen Sie Ihre Stimmung wahr und Ihren Atem. Dehnen Sie Ihren Körper, reiben Sie mit den Händen Ihr Gesicht, öffnen Sie die Augen und stehen Sie langsam auf.
- Beenden Sie die Meditation mit der Geste der Dankbarkeit: Führen Sie die Arme mit dem Einatmen nach oben, atmen Sie lächelnd aus, führen Sie die Arme in einer großen geöffneten Kreisbewegung nach außen und legen Sie schließlich die Handflächen übereinander auf Ihr Herz.

Inneres Lächeln für die Organe

Die Meditationsübung »Inneres Lächeln« löst Energieblockaden durch die im Lächeln enthaltene Lebenskraft. Sie können das innere Lächeln auch ganz gezielt in einzelne Bereiche des Körpers, zu einzelnen Organen schicken.

- **Setzen Sie sich aufrecht auf die vordere Kante eines Stuhls. Ihre Füße sollten einen guten Kontakt zum Boden haben. Die Vorstellung, eine feine Schnur (wie bei einer Marionette) zöge Sie leicht nach oben, hilft Ihnen, eine angenehm leichte, aber aufrechte Sitzposition zu finden.**
- **Die Hände ruhen im Schoß, die rechte Handfläche liegt auf der linken Handfläche. Lassen Sie wieder das Bild des Lächelns vor Ihrem geistigen Auge entstehen (siehe S. 77). Atmen Sie das Lächeln ein und spüren Sie, wie es sich in Ihrem Gesicht ausbreitet. Bei dieser Übung ist vor allem eins wichtig: Lassen Sie sich Zeit! Es kann sein, dass Sie allein für diesen Schritt der Übung am Anfang 20 Minuten oder länger brauchen.**
- **Schicken Sie nun das Lächeln zu Ihren inneren Organen: in Ihre Thymusdrüse, Ihr Herz, Ihre Lunge, Ihre Leber, in Milz, Nieren, den Darm und in die Sexualorgane.**

In den einzelnen Organen werden sowohl negative als auch positive Emotionen gespeichert. Durch das innere Lächeln transformieren sich die Energien. Lassen Sie sich viel Zeit, die einzelnen Organe zu spüren und mit dem Lächeln zu erfüllen; gehen Sie sehr langsam vor.

Da viele Menschen nicht genau wissen, wo sich die einzelnen inneren Organe befinden, soll Ihnen die nebenstehende Grafik als Orientierungshilfe dienen. Dann können Sie sich ganz auf das Lächeln konzentrieren.

Die Lage der wichtigsten Organe im Körper (von oben nach unten): Lunge (grün), Thymusdrüse (violett), Herz (rot), Magen (rot), Leber (blau), Gallenblase (grün), Milz (blau), Dünndarm (grün), Dickdarm (rot), Nieren (blau), Sexualorgane (orange).

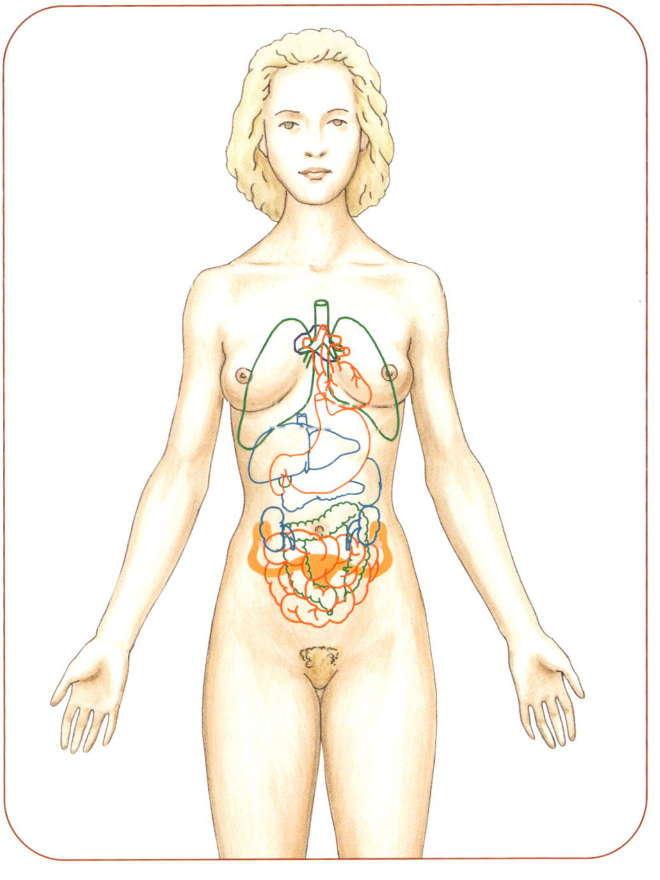

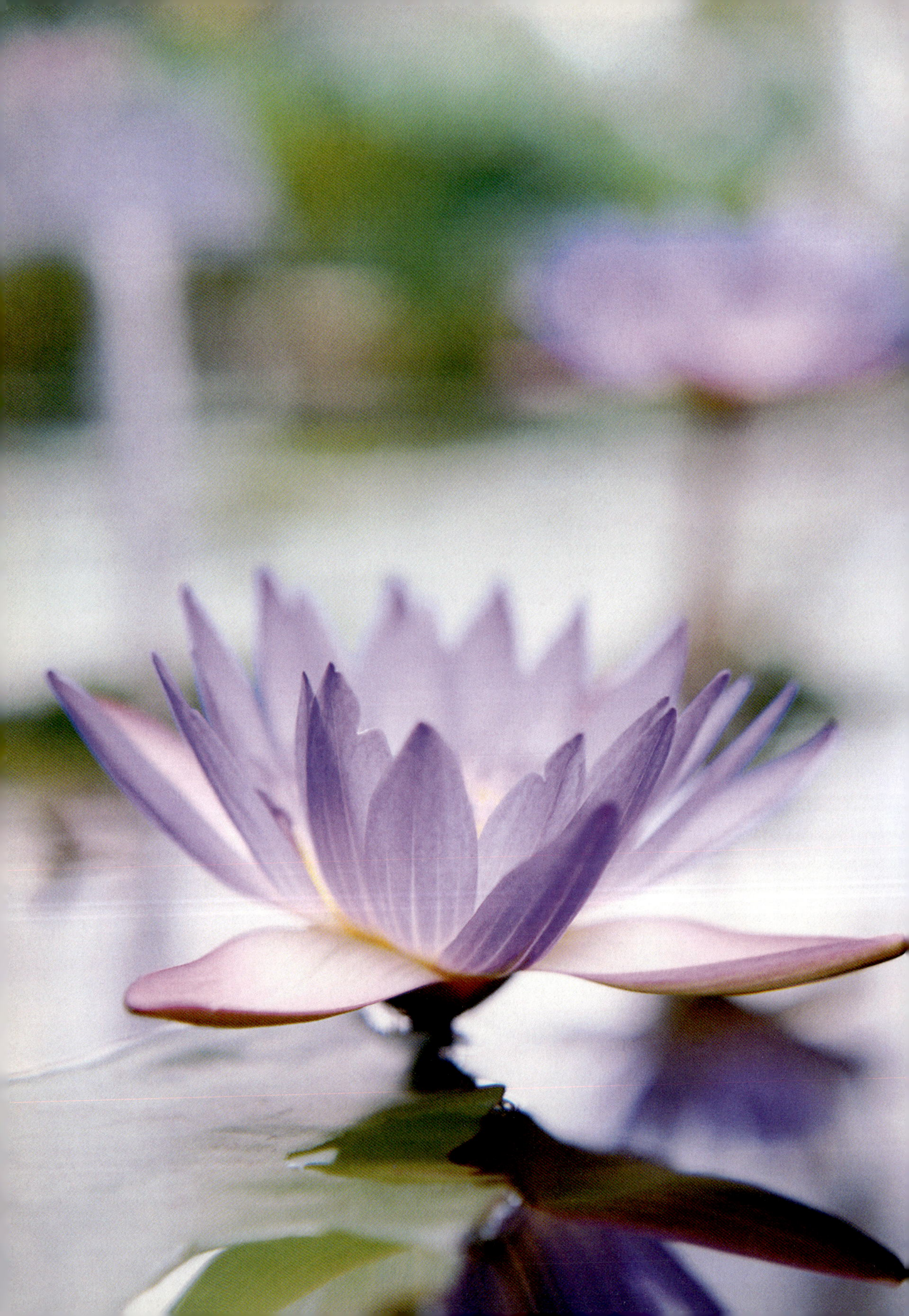

Das Glück schmieden

Das Glück ist flink, schlau und gewitzt, es lässt sich weder machen noch festhalten. Jeder Versuch, dies zu tun, führt dazu, dass wir dem Glück besinnungslos hinterherrennen, von einer Ecke zur nächsten, und jedes Mal, wenn wir glauben, es erwischt zu haben, lacht es woanders.

Es gibt das schöne Sprichwort: Jeder ist seines Glückes Schmied. Das Glück ist wie ein Hufeisen, das durch den Schmied in eine bestimmte, für andere überaus nützliche Form gebracht wird; der Schmied kann dies nur, weil er sein Handwerk beherrscht. Im Folgenden finden Sie einige Impulse, die zum Handwerkszeug eines Glücksschmieds gehören.

Das Glück zu schmieden bedeutet, es in eine Form zu bringen, die für andere glückbringend ist.

Impuls 1 – das Leben bejahen

Das Leben bejahen bedeutet, das Leben mit einer lebensbejahenden Grundhaltung anzunehmen, einer Grundhaltung, die die Licht- und Schattenseiten des Lebens wie die Gezeiten von Ebbe und Flut betrachtet.

Das Leben bejahen bedeutet, sich dem Leben zuzuwenden, es auch einmal von innen mit geschlossenen Augen zu fühlen, es dann wieder mit den Augen der Freude, den Augen der Kinder zu betrachten. Es bedeutet, Spuren im Sand zu entdecken, am Ufer eines Flusses zu sitzen und die Seele eintauchen zu lassen in das Spiel des Lichts auf den Wellen. Es bedeutet, einen Menschen liebevoll zu umarmen, überall in der Natur Zeichen der Glückseligkeit zu entdecken und sich von diesen Zeichen berühren zu lassen. Das Leben bejahen bedeutet, zum Glücklichsein anderer beizutragen.

Übung: Das Leben bejahen

Sagen Sie »Ja« zum Leben. Nehmen Sie es mit allem, was es für Sie bereithält, an. Dieses »Ja« zum Leben wird in der folgenden Bewegung spürbar:

- Breiten Sie mit einer vom Herzen ausgehenden Geste die Arme weit aus und öffnen Sie sich dem Leben mit einem klaren »Ja«. Das »Ja« kann laut, leise, gehaucht, geflüstert, ganz entschieden, zögerlich, schüchtern, zärtlich oder voller Freude sein. Spielen Sie mit den Facetten Ihres »Ja« zum Leben!

»Hier mein Geheimnis, es ist ganz einfach: Man sieht nur mit dem Herzen gut, das Wesentliche ist für die Augen unsichtbar.«

Antoine de Saint-Exupéry, *Der kleine Prinz*

Impuls 2 – liebevolle Wahrnehmung

Etwas liebevoll wahrzunehmen bedeutet, es mit den Augen des Herzens zu betrachten. Das Herz sieht die Schönheit und Vollkommenheit der Welt, die uns umgibt; es kritisiert nicht, es bewertet nicht, es beurteilt nicht und es vergleicht nicht.
Die Augen für diese Sichtweise zu öffnen ist einfacher, als Sie denken: Betrachten Sie eine Blume, z. B. ein Gänseblümchen, mit den Augen des Herzens, auf diese Weise erkennen Sie in seiner Zartheit, seinem Wachstum, der Art, wie es sich öffnet und schließt, seiner Beziehung zu anderen Gänseblümchen, seinem Duft, seiner Lebendigkeit und Vergänglichkeit Ihr eigenes Wesen. Fühlen Sie die Verbundenheit und Einheit zwischen sich und der Blume, spüren Sie den Klang der Freude in Ihrem Herzen!

Selbstwertgefühl als Schlüssel zur Liebe

Nehmen Sie auch sich selbst liebevoll wahr. Auch das ist einfacher, als Sie denken: Die Augen des inneren Kritikers bewerten, beurteilen, vergleichen. Die Augen des Herzens nehmen Ihr Wesen liebevoll wahr. Ihr Wesen hat viele Facetten, es ist leicht, heiter, ernst, traurig, liebevoll und vieles mehr. Wahrnehmen heißt fühlen, und Fühlen ist etwas anderes als Denken.
»Ich bin leicht, heiter etc.« – das ist ein Gedanke. Wahrnehmen bedeutet: »Ich nehme wahr, wie leicht mir ums Herz ist, wie heiter sich mein rechter großer Zeh anfühlt, wie ernst sich meine Gedanken anfühlen.« Wann immer sich Ihr innerer Kritiker meldet, um Ihnen zu sagen, Sie seien nicht so hübsch, klug oder anerkannt wie andere, hören Sie nicht auf ihn, nehmen Sie auch ihn liebevoll wahr (»Ich nehme wahr, wie mein innerer Kritiker meint, ich sei nicht so hübsch wie andere.«). Vielleicht schmunzeln Sie schon jetzt und freuen sich auf die Wahrnehmung des Kritikers!

Heitere Alltagsübung

- Begeben Sie sich zu einer Ihrer Lieblingspflanzen. Schauen Sie die Pflanze an, nehmen Sie wahr, was Ihr Wesen mit dem Wesen der Pflanze verbindet.
- Finden Sie eine kleine Geste oder Bewegung, die dem Wesen der Pflanze entspricht, und nehmen Sie diese Geste mit in Ihren Alltag. Werden Sie zwischen Bergen von Arbeit für einen Moment zum Gänseblümchen, zur Rose, zum Kaktus, zum Grashalm oder zum Feigenbaum, indem Sie die kleine Geste ganz bewusst ausführen und dabei Ihren Atem spüren. Nehmen Sie die Welt einen Augenblick lang aus der Perspektive Ihrer Lieblingspflanze wahr. Dies ist eine der kürzesten Meditationen der Welt. Wenn Sie hierbei ganz unwillkürlich zu lächeln beginnen, könnte es gut sein, dass Sie auch andere Menschen mit der Kraft dieses Lächelns anstecken.

Das Wesen der Pflanzen bringt Sie in Kontakt mit der Lebenskraft, die Ihr eigenes Wesen durchströmt.

Impuls 3 – Dankbarkeit

In unserem Alltag ist Dankbarkeit oft unbewusst an Erwartungen geknüpft. Wir tun etwas für andere Menschen und erwarten Dankbarkeit dafür.

Die Erwartung von Dankbarkeit verknüpft unser Handeln mit Bedingungen, die der andere vielleicht gar nicht kennt. Wenn Sie Dankbarkeit erwarten, ist es möglicherweise sinnvoll, diese Erwartung auch mitzuteilen: »Ich erwarte, dass du dankbar für das Geschenk bist, das du von mir bekommen hast, und ich erwarte, dass diese Dankbarkeit in Form von … ausgedrückt wird.« Dieser Satz wird so natürlich nicht ausgesprochen, unbewusst jedoch entspricht er vielen unserer Handlungen und trägt dazu bei, dass wir uns unglücklich fühlen.

Werden Sie sich Ihrer unbewussten Erwartungen bewusst! Steigen Sie aus der Endlosschleife, die Dankbarkeit an Bedingungen knüpft, aus! Tun Sie die Dinge um ihrer selbst willen. Dankbarkeit ist eine der tiefsten Empfindungen von Glück. Bringen Sie Ihre Dankbarkeit zum Ausdruck, behalten Sie sie nicht für sich, Dankbarkeit gehört zu den elementaren Glücksformen! Im Fluss der Dankbarkeit werden Sie von Glückswellen getragen.

Übung: Das Wesen der Dankbarkeit erforschen

Mit einem kleinen Dank können Sie viel beitragen zum Glück auf dieser Welt.

- Wann haben Sie in Ihrem Leben Dankbarkeit erfahren und wie haben Sie diese erfahren? Wie haben Sie sich gefühlt, als Sie dankbar waren? Wofür waren Sie dankbar? Nehmen Sie sich Zeit, das Wesen der Dankbarkeit zu erforschen; schreiben Sie auf, wann und wofür Sie dankbar sind oder waren. Spüren Sie die mit der Dankbarkeit verbundene Freude in Ihrem Herzen, in Ihrem Geist und in Ihrem Lächeln.
- Dankbarkeit wird durch eine Geste der Hände ausgedrückt (siehe S. 71). Legen Sie die Hände so zusammen, dass sich die Fingerspitzen berühren und in der Mitte eine Öffnung bleibt (als hielten Sie einen kleinen Ball darin). Achten Sie darauf, wo in Ihrem Körper Sie das Gefühl der Dankbarkeit empfinden.

Impuls 4 – Glücksgefühle

Es gibt verschiedene Arten von Glücksgefühl: Das eine wird ausgelöst, wenn wir Erfolg haben, wenn wir Beifall, Anerkennung und Zustimmung für unsere Arbeit finden. Es wird ausgelöst, wenn wir

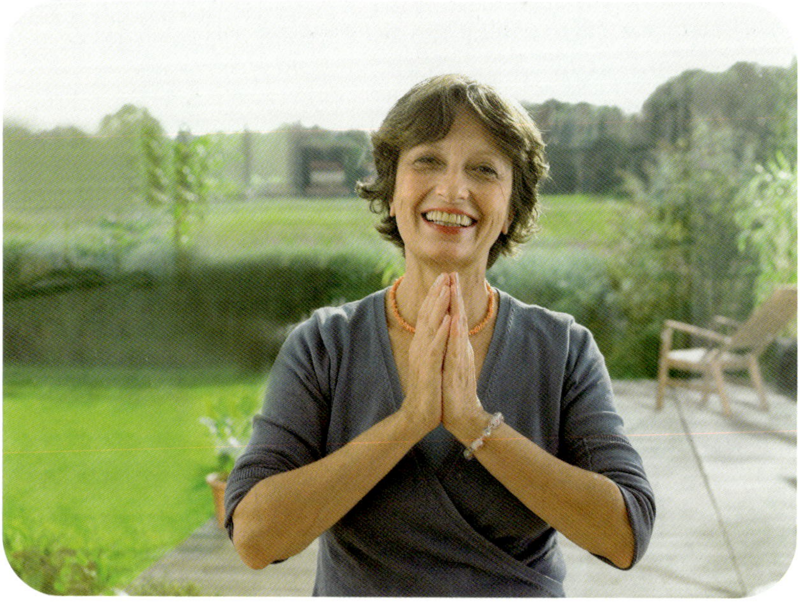

Das Glücksgefühl der Dankbarkeit ist ein wahres Elixier der Lebensfreude.

ein Ziel erreicht haben. Dies ist ein Glücksgefühl, das uns ein Stimmungshoch schenkt. Ein anderes Glückgefühl entsteht auf dem Weg zum Ziel, wenn wir mit dem, was wir gerade tun, so verbunden sind, dass ein »Fluss« entsteht. Das »selig« genannte Glücksgefühl entsteht bei künstlerischen Tätigkeiten wie beispielsweise beim Singen, Malen, Tanzen oder Spielen. Es wird ausgelöst durch die Freude, im raschelnden Herbstlaub zu tanzen, oder durch einen Spaziergang bei Vollmond. Es wird ausgelöst, wenn wir uns in den tiefen Schnee fallen lassen oder im warmen Sand eingraben, durch den Duft einer Blume oder wenn wir barfuß durch taufrisches Gras laufen. Das Gefühl von Glückseligkeit wird durch einen Sonnenaufgang oder das Zwitschern einer Amsel ausgelöst, es wird ausgelöst durch einen Klang, durch Stille, durch Meditation – und es wird ausgelöst, wenn wir mit Freunden zusammen sind und deren Vertrautheit, Nähe, Verbundenheit und Geborgenheit spüren und gemeinsam lachen und scherzen. Die Aufzählung ist endlos!

Übung: Das Glück entwickeln

- **Entwickeln Sie Schritt für Schritt Ihre natürliche Begabung zum Glücklichsein. Der erste Schritt beginnt mit der Wahrnehmung des Atems, der zweite Schritt beginnt mit der Wahrnehmung der Gedanken und Gefühle, der dritte Schritt beginnt mit dem Einklang von Denken, Fühlen und Handeln.**

»Dem Freudigen erwächst Heiterkeit. Dem im Geist Heiteren kommt der Körper zur Ruhe. Der im Körper Ruhige fühlt Glückseligkeit. Dem Glückseligen ordnet sich das Denken.«

Gautama Buddha

Impuls 5 – wählen können

Zum Glück gehört auch die Möglichkeit, wählen zu können. Solange Sie glauben, nur zwei Wahlmöglichkeiten zu haben (»entweder – oder«), haben Sie keine Wahl. Die Freiheit und damit das Glück beginnt, sobald Sie noch eine dritte Möglichkeit haben.
Die dritte Wahlmöglichkeit bezieht sich auf das Wie. Das Wie liegt jenseits des »entweder – oder«, das Wie (nicht das Was) entscheidet wesentlich über Ihr Glück. Das Wie verweist auf den Beziehungsaspekt. Worauf beziehen Sie sich, wenn Sie in einer ganz bestimmten Art und Weise handeln? Beziehen Sie sich auf die Freude, die innere Zufriedenheit, die Liebe, die Geborgenheit, die Zärt-

lichkeit, das Miteinander, die Gesundheit, den Humor und das Lachen, wird dieser Bezug Ihre Handlungen im Sinne genau dieser Glückstugenden beeinflussen.

Impuls 6 – Glück ist einfach

Es ist wesentlich einfacher, glücklich zu sein als unglücklich! Um richtig unglücklich zu sein, müssen Sie Ihren Körper verspannen, die Atmung flach werden lassen, den Geist mit Schreckensnachrichten füttern, Ihre Seele mit Angst und Zweifeln füllen und möglichst unbeweglich in einem Zustand verharren, den Sie glauben mangels einer Wahlmöglichkeit aushalten zu müssen. Wenn Sie nur eine der genannten Variablen verändern, befinden Sie sich – ob Sie es wollen oder nicht – bereits auf dem Weg zum Glück.

Das Gegenteil von Glück ist nicht Unglück, sondern Apathie, Gleichgültigkeit, Langeweile und Übersättigung.

Impuls 7 – Glückstagebuch führen

Beginnen Sie das Tagebuch Ihres Glücks mit einer Liste aller glücklichen Wörter, die Ihnen spontan einfallen, etwa Freude, Freundlichkeit, Herzlichkeit oder Vergnügen. »Unfrohe« Worte wie Neid, Hass oder Zorn schreiben Sie auf die vorletzte Seite des Buchs, denn es ist gut, sich auch diese bewusst zu machen.
Achten Sie bei dieser Wortsammlung auf Ihre Gestimmtheit. Nehmen Sie sich vor, jedes Mal, wenn Sie über einen anderen Menschen sprechen oder etwas über diesen Menschen in Ihr Tagebuch schreiben, nur die positiven Wörter zu verwenden. Damit Sie diesen Vorsatz nicht vergessen, können Sie ein kleines Erinnerungszeichen (ein Schmuckstück, einen Stein o. Ä.) bei sich tragen. Halten Sie sich in Ihrem Alltag an die goldene Regel des Lachyoga: »Wir lachen miteinander – nicht übereinander«. Übertragen Sie diese Regel auf Ihre Worte, Ihre Kommunikation. Sprechen Sie *mit* anderen Menschen (nicht über andere) und sprechen Sie vor allem freundlich mit anderen Menschen. Es kann eine Weile dauern, bis sich Ihr Vokabular ändert; haben Sie Geduld und praktizieren Sie als Unterstützung das »innere Lächeln« (siehe S. 77f.).

$$1 \times 8 + 1 = 9$$
$$12 \times 8 + 2 = 98$$
$$123 \times 8 + 3 = 987$$
$$1234 \times 8 + 4 = 9876$$
$$12345 \times 8 + 5 = 98765$$
$$123456 \times 8 + 6 = 987654$$
$$1234567 \times 8 + 7 = 9876543$$
$$12345678 \times 8 + 8 = 98765432$$
$$123456789 \times 8 + 9 = 987654321$$

Anhand der verblüffenden Zahlenpyramide kommt die Mathematik der Acht deutlich zum Ausdruck.

Impuls 8 – die Acht

Die Zahl Acht gilt in der Tradition der Mystik als heilige Zahl, da sie die Einheit des Individuums mit den Kräften des Universums symbolisiert. Es ist interessant, diesen überlieferten Bedeutungen nachzuspüren: Die oben abgebildete Zahlenpyramide erläutert die Mathematik der Acht.

Die liegende Acht ist ein Zeichen für Unendlichkeit; die feinstofflichen Kraftlinien der Energiezentren unseres Organismus umschreiben unseren Körper in Form einer Achterschwingung. Achtsam zu sein bedeutet, zugleich in seiner Mitte und in Bewegung zu sein. Dies ist mit Glück verbunden, denn wie Sie sicher aus eigener Erfahrung wissen, sind achtsam ausgeführte Handlungen auf der äußeren Ebene von Erfolg begleitet und auf der inneren Ebene von Zufriedenheit, Heiterkeit und Gelassenheit. Selbstachtung und Selbstakzeptanz sind die Schlüssel zum Glück.

Die »Achterbahn der Gefühle« hat im Gegensatz dazu einfach zu viel Schwung, um dauerhaft als Glück erlebt zu werden. Aus dieser Achterbahn können Sie jederzeit wieder aussteigen, indem Sie sich wieder der Achtsamkeit zuwenden, langsamer werden, innehalten, die Pespektive ändern und die »Achterbahn« von außen betrachten. Ganz eigenmächtig können Sie so den Tempowechsel Ihrer Gefühle beeinflussen und wie ein Zen-Meister das Glück in der Harmonie der Achtsamkeit finden.

Im Yoga übt man, Gedanken und Gefühle so zu beruhigen, dass sie nicht wie aufgewühltes Wasser, sondern wie ein klarer Wasserspiegel sind. Dies schenkt uns Weisheit, Intuition, Zufriedenheit und ein tiefes Glücksgefühl.

Impuls 9 – die Melodie des Glücks

»Freude schöner Götterfunken!« heißt es in Schillers *Ode an die Freude*, die Ludwig van Beethoven in seiner neunten (!) Symphonie vertont hat. »Glücksschmiede« lieben die Musik!

Stellen Sie sich das Glück wie eine Harfe mit vielen Saiten vor: Eine Saite ist zart, eine empfindsam, eine ist laut, eine andere leise, es gibt eine innere und eine äußere Saite, eine glückselige, eine traurige, eine heitere, eine beschwingte, eine getragene, eine melancholische, eine strahlende, eine stille, eine explosive, eine gewöhnliche, eine gelbe, eine rote, eine blaue, eine sich überschlagende, eine himmlische und eine irdische Saite. Das Glück ist wie ein Instrument. Spielen Sie zu dem Instrument des Glücks Ihre ganz eigene Melodie, die ebenso vielfältig ist wie die verschiedenen Saiten.

Übung: Das eigene Glück finden

- Stellen Sie sich Ihr eigenes Glück als Bild vor.
- Malen Sie es sich in den prächtigsten Farben aus.
- Tauchen Sie dabei in den humorvollen Fluss der Freude ein, surfen Sie vergnügt auf den Wellen des Glücks.
- Entdecken Sie Glückseligkeit und Gesundheit, erlauben Sie dem Glück, Sie zu finden, und finden Sie wiederum das Glück auf Ihre ureigene Art und Weise, denn Sie sind der Schmied/die Schmiedin Ihres Glücks!

»Ich lebe mein Leben in wachsenden Ringen, die sich über die Dinge ziehn, den letzten werd ich vielleicht nicht vollbringen, aber versuchen will ich ihn.«

Rainer Maria Rilke

Nach vorn blicken

Auf der Suche nach Perspektiven und Werten, die ihr Leben tragen können, finden Jugendliche heutzutage in dieser Gesellschaft vor allem einen Wert: Spaß. Dies ist ein äußerer Wert, mit dem kein Mensch – egal ob jung oder alt – eine innere Orientierung in der Welt finden kann. Die Umkehrung ergibt Sinn: Mit einer inneren Orientierung an Werten, Tugenden und einer spirituellen Ausrichtung im Sinn dieser Werte und Tugenden ergibt das Leben Sinn – und macht deshalb auch Spaß.

Unsere Gesellschaft hat sich in einem System verloren, das Jugendlichkeit und Fitness zum Trend (und damit zur Tugend) erhebt. Diejenigen, die fit und jung sind, wissen, dass dies keine Antwort auf die Fragen ist, die ihr Leben bewegen! Da die Jugendlichen Teil unserer Zukunft sind, für die wir eine Mitverantwortung tragen, öffne ich dieses Nachwort mit dem Blick auf diese Gruppe und mit dem Blick auf ältere Menschen, für die wir ebenfalls eine Verantwortung tragen. Welcher Mensch möchte heutzutage unter den derzeit gültigen Bedingungen die letzten Jahre seines Lebens in einem Heim verbringen? Mir ist keiner bekannt!

Die Fassade der »Spaßgesellschaft« ist ein gigantisches Ablenkungsmanöver von unseren zutiefst menschlichen Bedürfnissen nach Liebe, Nähe und Geborgenheit.

Mut zur Perspektive

Es scheint, als hielte sich diese Gesellschaft permanent die Augen zu: Bloß nicht zurück, bloß nicht nach vorn schauen, denn die Lebensmitte ist schon schwierig genug.
Die Teilung in Lebensabschnitte ist mittlerweile so weit gediehen, dass die Teile beziehungslos nebeneinander stehen. Nicht nur die Lebensabschnitte, auch unser Gesellschafts- und Gesundheitswesen, unser Bewusstsein und unsere Wahrnehmung der Welt setzen sich aus unverbundenen Teilelementen zusammen.

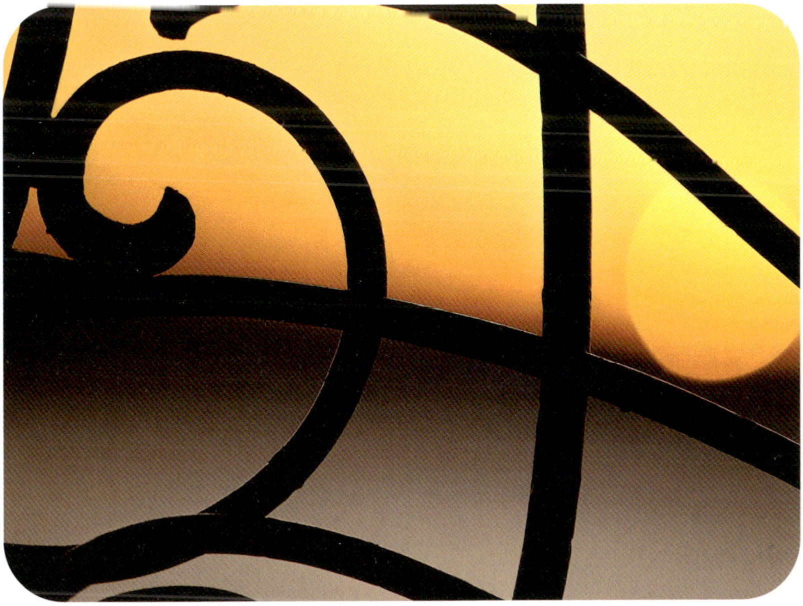

Das schmiedeeiserne Gitter gliedert den Hintergrund in unverbundene Einzelelemente; aus einer anderen Perspektive fügen sich diese Elemente wie ein Puzzle zu einer Einheit zusammen.

Es gibt mehrere Möglichkeiten, die Teile zu verbinden, d. h. sie wieder in Beziehung zueinander zu setzen. Wir brauchen etwas, worauf wir uns gemeinsam beziehen können, einen Bezugspunkt, der uns – wie die Sterne den Seefahrern – zur Orientierung dient. Solche Sterne können die Tugenden sein, auf die es sich zu beziehen lohnt – Tugenden wie Selbstachtung, Mitgefühl, Freundschaft, Humor, Friede, Nächstenliebe, Achtung vor der Natur, Freude und Verantwortung. Der Yoga zeigt uns einen klaren Weg zu diesen Tugenden, sie sind nicht machbar und man kann sie auch nicht fordern, sie entstehen durch die klare innere Ausrichtung.

Tugenden entwickeln

Der von mir entwickelte Weg des Lachyoga dient der Entwicklung der Tugenden im Sinne des klassischen Yoga. Der klassische Yogaweg geht von der Einheit von Körper, Geist und Seele aus und beginnt damit, erst einmal diese Einheit durch Bewegung zu erfahren. Auf diese Weise soll der Mensch ein Gespür für die Verbindung der universellen mit den individuellen Kräften erlangen.

Bereits diese Verbindung bewirkt, dass sich der Wunsch nach den schönen Kräften im Leben verstärkt, dass über die Erfahrung der Einheit ein weiterer Entwicklungsprozess der Persönlichkeit angeregt wird.

Unserem Organismus wohnt ein ganz natürliches Streben nach Schönheit, Klarheit und Liebe inne; dies wird auf dem Weg des Yoga gestärkt durch den Blick nach innen. Die moderne Wissenschaft, vor allem die Physik, kommt dem Yoga sehr nah: Der Naturwissenschaftler und Nobelpreisträger Charon sagt, dass Liebe das Strukturprinzip des Universums ist.

»In dem Maße, in dem sich Reinheit in uns entwickelt, werden wir die übermäßige Sorge um die vergänglichen Aspekte unseres Körpers aufgeben und einen angemessenen Umgang im Kontakt mit anderen Menschen finden.«

Patanjali

Lachyoga-Bewegung in Deutschland

»Lachbewegung« ist der Name für den Zusammenschluss der Lachclubs, in denen das Lachyoga praktiziert wird. Da oft tiefsinnig gerätselt wird, was es mit dieser Bewegung auf sich hat, möchte ich den einfachen und zugleich schelmisch tieferen Sinn dieses Namens erläutern: Lachen ist Bewegung! Es geht gar nicht anders, kein Mensch kann unbewegt lachen. Was beim Lachen in Verbindung

mit Yoga alles in Bewegung kommt, haben Sie ausführlich in diesem Buch erfahren. Die Lachyoga-Clubleiter und -leiterinnen sind Menschen aus heilenden, helfenden, sozialen oder künstlerischen Berufen (Künstler, Heilpraktiker, Ärzte, Yogalehrer, Pädagogen, Lebensberater u. a.), d. h., sie ergänzen das Lachyoga durch das Wissen und die Erfahrungen, die sie durch ihren Beruf mitbringen.
Die meisten Lachyoga-Clubs bieten das Mitlachen auf »Non-profit«-Basis an, d. h., sie arbeiten nicht gewinnorientiert, sondern kostendeckend. Dies geschieht nicht, weil wir etwa blauäugige Sozialromantiker wären, die einfach nicht begreifen wollen, dass »was nichts kostet, auch nichts wert ist«. Der persönliche, ideelle Wert einer Sache bestimmt sich nicht durch den Preis, den wir dafür zahlen; der Wert des Lachens ist unschätzbar!

Der Freude entsprosst
alle Schöpfung,
Durch Freude wird sie
erhalten,
Zur Freude bewegt sie
sich hin,
Und in die Freude kehrt
sie zurück.

Mundka Upanishad

Von den Anfängen bis heute

Als ich den ersten Lachclub gründete, tat ich das aus purem Vergnügen, nicht aus finanziellen Interessen. Da ich als Künstlerin weiß, dass manchmal die Zeit für neue Ideen reif ist und manchmal nicht, war ich damals einfach nur neugierig, ob das, wofür ich mich mit Leib und Seele einsetzte und was mich begeisterte, auch andere Menschen begeistern könnte. Im Nachhinein glaube ich, dass genau diese Offenheit, Begeisterung und auch Geduld das Erfolgsrezept dafür war, dass aus dem Lachyoga etwas entstehen konnte, was sich langsam und organisch immer weiter entwickelte.
Die Menschen, die in unsere Lachclubs kommen, befinden sich, was das Alter betrifft, überwiegend in der Mitte des Lebens, d. h., sie sind zwischen 30 und 55 Jahre alt. Was den sozialen Status betrifft, so sind im Großen und Ganzen alle Berufsgruppen vertreten. Das Verhältnis der Geschlechter ist von Lachclub zu Lachclub unterschiedlich; im Lachclub Wiesbaden/Mainz gibt es etwas mehr männliche als weibliche Mitglieder.

Durch alle Bevölkerungsschichten

Obwohl es mich als Leiterin des Lachclubs herzlich wenig interessiert, welchen gesellschaftlichen Status ein Lachclubmitglied hat – denn im Lachyoga spielt dieser Status keine Rolle –, weise ich, da ich oft danach gefragt werde, darauf hin, dass im Lachclub alle sozialen Schichten und Berufe vertreten sind, und dass man weder arm noch krank sein muss, um Mitglied in einem Lachclub zu werden.

Wenn ein Mensch, der gerne singt, einem Chor beitritt, vermutet auch niemand, dass er dies aus einem anderen Grund tut als eben jenem, dass er gerne singt. Wenn Menschen einem Lachclub beitreten, so tun sie dies, weil sie sich gerne bewegen, gerne lachen, gerne spielen und gerne meditieren. Daraus ergibt sich für jeden Einzelnen eine unterschiedliche Erfahrung. Alle tun das Gleiche, und doch macht jeder entsprechend seiner geistig-seelisch-körperlichen Verfassung andere Erfahrungen. Und das ist auch gut so!

Das Einzige, das wir tatsächlich in jeder Erfahrung erfahren können, ist das Leben selbst!

Eigene Bedingungen erkennen

Im Lachyoga geht es jedoch – entsprechend dem Weg des Yoga – auch darum, sich der eigenen Erfahrung und deren Abhängigkeit von der individuellen Wahrnehmung der Welt bewusst zu werden. Lachen ist wie ein Transportmittel, das unseren Organismus mit Lebensfreude anreichert. Die Schritte, die jeder Einzelne in seinem ganz persönlichen Lebensumfeld aufgrund dieser Lebensfreude unternimmt, sind aus meiner Erfahrung Schritte in Richtung Selbstachtung, Verständnis, Mitgefühl und Nächstenliebe. Lachyoga ist ein humorvoll-heiterer Übungs- und Erkenntnisweg und dient der Reinigung von Körper, Geist und Seele, der Klärung der Gedanken und Gefühle und so dem ganzheitlich-harmonischen Gleichgewicht der *humores*.

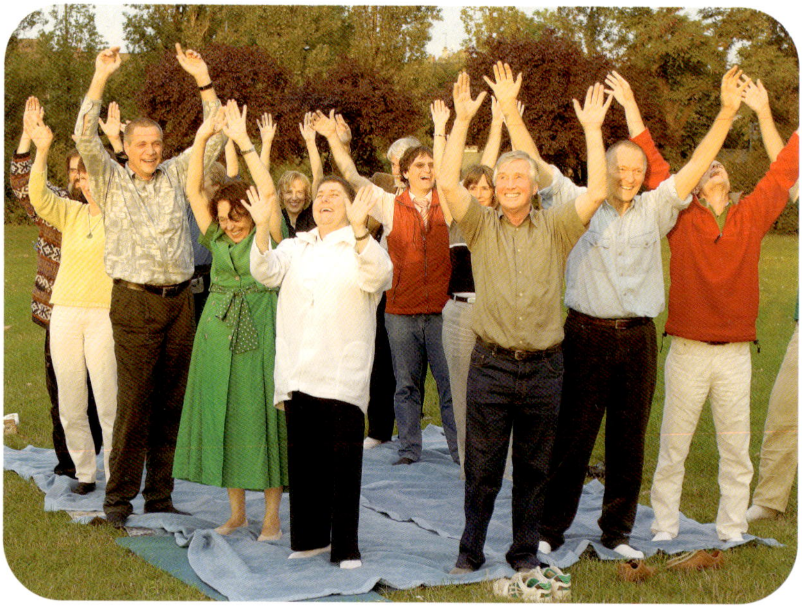

Bilder haben ebenso wie das Lachen ihre eigene Sprache. Dieses Bild ruft Ihnen ein herzliches »Aufwiederlachen« zu.

Adressen und Literatur

Yoga Lachzentrum Deutschland
c/o Gudula Steiner-Junker
Gartenfeldstr.26
65307 Bad Schwalbach
Tel.: 06124/508046
E-Mail: g.steiner-junker@web.de
Internet: www.yogalachen.de

Lachclub Wiesbaden-Mainz
Tel.: 06124/508046
Internet: www.lachclub-wiesbaden.de

Lachclubs in Deutschland
finden Sie im Internet unter:
www.lachbewegung.de.

Literatur

Ayurveda

Bauhofer, Ulrich, Dr. med.: *Aufbruch zur Stille.* Gustav Lübbe 1997

Viond, Verma: *Ayurveda und Yoga.* Urania 1998

Yoga

Bäumer, Bettina, Deshpande, P. Y.: *Die Wurzeln des Yoga.* O. W. Barth 1997

Desikachar, T. K. V.: *Über Freiheit und Meditation: Das Yoga-Sutra des Patanjali.* Via Nova 1997

Sriram, R.: *Anjali: Yoga und Gefühle.* Theseus 2004

Trökes, Anna: *Das Große Yogabuch.* Gräfe und Unzer 2000

Tao-Yoga

Mantak, Chia: *Gesundheit, Vitalität und langes Leben.* Ullstein 2004

Mantak, Chia: *Tao-Yoga des Heilens.* Ansata 2001

Spiritualität

Dalai Lama: *Der Weg zum Glück.* Herder spektrum 2002

Jäger, Willigis: *Suche nach Wahrheit.* Via Nova 1999

Kornfield, Jack: *Das Tor des Erwachens.* Ullstein 2004

Krishnamurti, Jiddhu: *Das Wesentliche ist einfach.* Herder spektrum 2004

Osho (Bhagwan Sri Rajnesh): *Leben, Lieben, Lachen.* Osho Innenwelt-Verlag 2005

Osho (Baghwan Sri Rajnesh): *Freude.* Ullstein 2005

Wilber, Ken: *Wege zum Selbst.* Goldmann 1991

Bewegung

Feldenkrais, Moshe: *Bewusstheit durch Bewegung.* Suhrkamp 1978

Entspannung

Feuerabendt, Sigmund: *Natürliche Entspannung durch S. A. T.* Knaur 2005

Gesundheit

Adams, Patch: *Gesundheit.* Zwölf & Zwölf Verlag 1997

Cousins, Norman: *Der Arzt in uns selbst.* Rowohlt 1989

Moody, R. A.: *Lachen und Leiden: Über die heilende Kraft des Humors.* Rowohlt 1979

Psychologie

Frankl, Victor E.: *Der Mensch vor der Frage nach dem Sinn.* Piper 1985

Höfner, Eleonore, Schachtner, H.-U.: *Das wäre doch gelacht: Humor und Provokation in der Therapie.* Rowohlt 2000

Peseschkian, Nossrat: *Wenn du willst, was du noch nie gehabt hast, dann tu, was du noch nie getan hast.* Herder spektrum 2002

Rosenberg, Marshall B.: *Konflikte lösen durch gewaltfreie Kommunikation.* Herder spektrum 2004

Watzlawik, Paul: *Vom Unsinn des Sinns oder vom Sinn des Unsinns.* Piper 1993

Watzlawik, Paul: *Wie wirklich ist die Wirklichkeit?* Piper 2005

Wissenschaft

Damasio, Antonio R.: *Descartes' Irrtum.* List Verlag 2004

Klein, Stefan: *Die Glücksformel.* Rowohlt 2002

Roth, Gerhard: *Das Gehirn und seine Wirklichkeit.* Suhrkamp 1997

Humor und Lachen

Berger, Peter L.: *Erlösendes Lachen.* De Gruyter 1998

Dimitri: *Gespräche über die Komik, das Lachen und Narren.* Corina Lanfranchi (Hrsg.). Verlag am Goetheaneum 1997

Kuschel, Karl-Josef: *Lachen: Gottes und der Menschen Kunst.* Attempto 1998

Narren

Lever, Maurice: *Zepter und Narrenkappe: Geschichte der Hofnarren.* Trikont 1983

Weisheitslehren

Aldinger, Marco: *Bewusstseinserheiterung.* Herder spektrum 1998

Khalil, Gibran: *Eine Träne und ein Lächeln.* Pattloch 2002

Leong, Kenneth S.: *100 Zen-Geschichten für das neue Jahrtausend.* Herder spektrum 2006

Mello, Anthony: *Wie ein Fisch im Wasser: Anleitung zum Glücklichsein.* Herder spektrum 1992

Mello, Anthony: *Eine Minute Unsinn.* Herder spektrum 1993

Philosophie

Schmid, Wilhelm: *Schönes Leben? Einführung in die Lebenskunst.* Suhrkamp 2000

Seneca: *Vom glückseligen Leben.* Alfred Körner 1978

Spaßgesellschaft

Hahne, Peter: *Schluss mit lustig: Das Ende der Spaßgesellschaft.* Johannis 2005

Belletristik

Krüss, James: *Timm Thaler oder das verlorene Lachen.* Ravensburg 2003

Impressum

Redaktion: Dr. Ulrike Kretschmer, München
Projektleitung: Karin Stuhldreier
Gesamtproducing: Dr. Brunex Zatellka, München
Bildredaktion: Tanja Nerger
Umschlag: R. M. E. Eschlbeck/ Kreuzer/Botzenhardt
Layout: Veronika Moga, vm-grafik, München

Druck und Bindung: Tesinska tiskarna

Printed in the Czech Republic

ISBN-10 3-517-08185-X
ISBN-13 978-3-517-08185-4
817 2635 4453 6271

Über die Autorin

Gudula Steiner-Junker hat 1998 in Wiesbaden den ersten Lachclub in Europa gegründet. Sie war die Initiatorin der Lachbewegung Deutschland und leitet seit 2000 das Yoga Lachzentrum Deutschland. Sie gibt europaweit Seminare und Workshops und hält Vorträge über die Heilkraft und Heilkunst des Lachens.

Hinweis für unsere Leser

Das vorliegende Buch ist sorgfältig erarbeitet worden. Dennoch erfolgen alle Angaben ohne Gewähr. Weder Autorin noch Verlag können für eventuelle Schäden, die aus den im Buch gegebenen praktischen Hinweisen resultieren, eine Haftung übernehmen.

Bildnachweis

Alle Fotos stammen von Nicolas Olonetzky (c/o bascha kicki-photographers), München, mit Ausnahme von:

AKG, Berlin: 37; Bildarchiv Foto Marburg, Marburg: 27; Corbis Stockmarket, Düsseldorf: 32 (Ann Johansson); Gettyimages, München: U1 (Mia Klein), 74 (Photographer's Choice/Pando Hall), 76 (First Light/David Nunuk); Laif, Köln: 24 (Gamma); Mauritius-Bildagentur, Mittenwald: 30 (Norbert F.); Picture Alliance, Frankfurt: 23 (dpa/Fotoreport); Plainpicture, Hamburg: 16 (J. Sander); Royalty Free: 12 (Plainpicture/Fancy), 39 (Digital Vision/Darwin Wiggett), 80 (Digital Vision/Harrison Eastwood), 89 (Photodisc/Bruce Heinemann); Südwest Verlag, München: 18 (Michael Holz), 79 (Roger Kausch)